E-Book inside + Arbeitsmaterial

Mehlhorn: Impulskontrolle bei Jugendlichen
Mit dem untenstehenden Download-Code erhalten Sie die PDF-Version dieses Buches inkl. aller Arbeitsmaterialien.

So laden Sie Ihr E-Book inside herunter:

1. Öffnen Sie die Website: http://www.beltz.de/ebookinside
2. Geben Sie den untenstehenden Download-Code ein und füllen Sie das Formular aus.
3. Mit dem Klick auf den Button am Ende des Formulars erhalten Sie Ihren persönlichen Download-Link.
4. Der Code ist nur einmal gültig. Bitte speichern Sie die Datei auf Ihrem Computer.
5. Beachten Sie bitte, dass es sich bei Ihrem Download um eine Einzelnutzerlizenz handelt. Das E-Book ist für Ihren persönlichen Gebrauch bestimmt.

Download-Code

TDY2DNC7CR

Mehlhorn

Impulskontrolle bei Jugendlichen

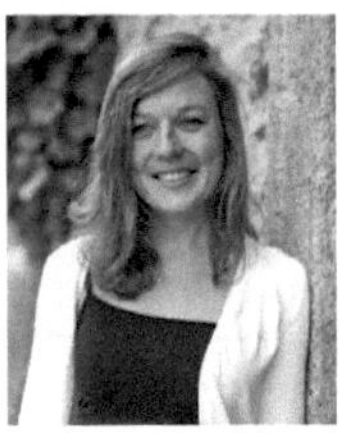

Anna Katharina Mehlhorn ist Sonderpädagogin und Lehrerin mit den Schwerpunkten emotionale und soziale Entwicklung, Autismus und Lernen in Berlin. Die Inklusion benachteiligter Kinder und Jugendlicher liegt ihr dabei besonders am Herzen. Schon im Studium an der Universität Leipzig begann sie Ideen zur Förderung der Impulskontrolle von Jugendlichen zu entwickeln und wissenschaftlich zu evaluieren.

Anna Katharina Mehlhorn

Impulskontrolle bei Jugendlichen

VollControl – Training für Psychotherapie, Beratung und Schule

Mit E-Book inside und Arbeitsmaterial

BELTZ

Anna Katharina Mehlhorn
Kastanienweg 45
08301 Aue-Bad Schlema
E-Mail: annamehlhorn@googlemail.com

MIX
Papier aus verantwortungsvollen Quellen
FSC® C089473

Dieses Buch ist erhältlich als:
ISBN 978-3-621-28884-2 Print
ISBN 978-3-621-28885-9 E-Book (PDF)

1. Auflage 2022

Lektorat: Karin Ohms
Umschlagbild: © GettyImages, ArminStautBerlin
Illustratorin: Fanny Reuther
Herstellung: Uta Euler
Satz: WMTP Wendt-Media Text-Processing GmbH, Birkenau
Gesamtherstellung: Beltz Grafische Betriebe, Bad Langensalza
Printed in Germany

Weitere Informationen zu unseren Autor_innen und Titeln finden Sie unter: www.beltz.de

Inhaltsübersicht

Inhalt

Anhang

Verzeichnis der Arbeitsmaterialien

Vorwort

Bruder, bleib ruhig!
Komm runter und entspann dich!
Bevor du handelst, lass dein Blut lieber abkühl'n!
Lenk dich ab, beiß deine Zähne fest zusamm'n!
Denk lieber fünf Minuten nach
als wegen nur einer in den Knast geh'n!
Kontra K, 2015

Diese Zeilen des Raps *Bleib ruhig* von Kontra K fordern zur Kontrolle der eigenen Impulse auf. Diese ist jedoch nicht für jeden selbstverständlich und sowohl im Schulalltag als auch im familiären Umfeld scheint das Kontrollieren der eigenen Impulse für einige Jugendliche häufig eine große Herausforderung.

VollControl ist ein neuentwickeltes Trainingsmanual zur Impulskontrolle, welches alltagsnah, mit Hip-Hop-Liedern, Rap und sozialen Medien in einem ansprechenden Design und mithilfe einer Webseite zur Selbstreflexion Jugendlichen Methoden zur Impulskontrolle näherbringt, sich an den Ressourcen der Jugendlichen orientiert und deren Selbstwirksamkeitserleben verstärkt.

Das Spektrum, wie sich fehlende Impulskontrolle äußert, ist groß: angefangen von Verhaltensweisen, wie beispielsweise im Unterricht Reinrufen, eingeschnappt Sein, Weinen, über Beschimpfen, Zerstören von Gegenständen, Treten, Schlagen, bis zum am äußersten Ende des Spektrums selbstverletzendem Verhalten, Gewalttaten, Kleptomanie, exzessiven Alkohol- oder Drogenkonsum etc. (Greene, 2012). Hinter diesem Verhalten verbergen sich neurochemische, biologische/genetische und psycho-soziale Faktoren. Aber auch andere Defizite und Schwierigkeiten der betroffenen Jugendlichen, wenn auf sie nicht entsprechend eingegangen werden kann (oder wird), können zur Frustration und damit auch zu impulsiven Verhaltensweisen führen.

So vielfältig wie die Ursachen für dieses Verhalten sein können, so vielfältig sind auch die Folgen, die fehlende Impulskontrolle mit sich bringt. Nicht nur der schulische und soziale Erfolg im Jugendalter wird erschwert, sondern auch langfristige Folgen zeigen sich im Erwachsenenalter. Schlechtere ökonomische Ausgangspositionen, schlechterer Gesundheitszustand, mehr kriminelle Straftaten sind nur einige der in ausführlichen Studien (Duckworth & Seligman, 2005; Moffit et al., 2011) zu fehlender Selbstkontrolle erforschten Konsequenzen.

Die gute Nachricht ist, dass Impulskontrolle als Teil der Inhibition wie ein Muskel trainiert werden kann. Dieses Trainingsprogramm bietet Ihnen einige Ideen, Ansätze und vor allem Material, sehr ansprechend designt von Fanny Reuther, zur Förderung und zum Training der Impulskontrolle bei Jugendlichen. Dabei möchte ich bereits hier hervorheben, dass es nicht darum geht, Impulsivität grundsätzlich zu unterdrücken, denn in gewissem Maße gehört diese zu Persönlichkeitsmerkmalen, die durchaus ihre positiven Seiten haben. Vielmehr sollen die Jugendlichen mit dem Training lernen, impulsive Verhaltensweisen zu steuern und zu kontrollieren, um damit letztlich diese sozialverträglicher einzusetzen.

So wie jeder Mensch einzigartig ist, so zeigt sich also auch fehlende Impulskontrolle in den unterschiedlichsten Facetten. Das Trainingsmanual versucht dieser Vielfalt mit ganz unterschiedlichen Ansätzen gerecht zu werden, von kognitiv-verhaltenstherapeutischen über den systemischen und konstruktivistischen Ansatz bis hin zu alternativen pädagogischen und psychologischen Konzepten und Inhalten aus der kooperativen Beratung. Es fokussiert sich dabei auf Impulskontrolle im Sozialverhalten.

In erster Linie geht es darum, den/die Jugendliche:n mit seinen/ihren geäußerten impulsiven Verhaltensweisen ernst zu nehmen. Individuell können Anleiter:innen entscheiden, welche Methoden für den/die betroffene:n Jugendliche:n am besten passen. Im Zentrum der Förderung steht der/die Jugendliche als Individuum mit seinen/ihren persönlichen Fähigkeiten, Talenten und Ressourcen, aber auch mit den individuellen Problemen und herausfordernden Verhaltensweisen. Mit Selbstbeobachtung, Reflexion, Förderung der Kreativität und Erlernen der Strategien zur Impulskontrolle, um bestimmte Verhaltensweisen zu ändern, kann der/die Jugendliche unter Anleitung erlernen, seine/ihre Impulse besser zu kontrollieren. Ebenso wichtig ist es aber auch, dass die ihn/sie umgebenden Systeme sich an den Betroffenen ausrichten und günstige Rahmenbedingungen für sie geschaffen werden, damit impulsive Verhaltensweisen nicht zum Tragen kommen bzw. sich nicht verfestigen. Die Zusammenarbeit mit Eltern oder Sorge- und Fürsorgeberechtigten ist daher ebenso bedeutsam.

Das Besondere an dem Trainingsmanual ist, dass neben der Zusammenarbeit mit Kinder- und Jugendpsycholog:innen, Professor:innen und einige Pädagog:innen viele Menschen mit ihren verschiedenen Begabungen kreative Einflüsse mit einbrachten. Angefangen in der Zusammenarbeit mit Graphikdesigner:innen, Musiker:innen bis hin zur engen Zusammenarbeit mit einem IT-Entwickler konnte die Attraktivität des Trainings für Jugendliche gesteigert werden. Auch in der Theorie finden sich, neben dem Fokus auf verschiedene pädagogische und psychologische Ansätze und unter Bezug zahlreicher Studien, auch Erfolgserfahrungen aus Wirtschaft, Sport und alternativen Ansätzen wieder. Außerdem konnte die Kooperation mit Jugendlichen und deren Feedbacks letztlich ermöglichen, nächstmöglich die Inhalte an die Lebenswirklichkeit Jugendlicher zu orientieren. Das Trainingsprogramm wurde in der Praxis erprobt, getestet und evaluiert. Ein besonderer Dank soll an dieser Stelle an Frau Prof. Dr. Ulrike Petermann gehen, deren *Training mit Jugendlichen* (Petermann & Petermann, 2017) und *Training mit aggressiven Kindern* (Petermann & Petermann, 2012) eine entscheidende Basis für das Trainingsmanual lieferten und deren Unterstützung in Forschungsmethoden und fachlicher Erfahrung sehr wichtig war. Ebenso gilt ein Dank an Dr. Jakob Heuschmidt, mit dessen fachlicher Unterstützung das Trainingsheft weiterentwickelt wurde.

Nach Langfeldt und Büttner (2009) sollte in Bezug auf die Praxistauglichkeit ein Training »so komplex wie nötig, aber gleichzeitig so einfach wie möglich« (S. 13) sein. So soll das Trainingsmanual einen Einblick in die Theorie der Impulskontrolle geben, aber auch gezielt, präzise und niedrigschwellig eine Anleitung zur Umsetzung des Trainings und der Förderung der Impulskontrolle bieten. Um eine unkomplizierte, zeiteffiziente Anleitung zu ermöglichen, wurde beispielsweise eine übersichtliche Handreichung für Anleiter:innen angefertigt. Ein Hinweis zum Sprachgebrauch: Wir verwenden das grammatikalische Geschlecht abwechselnd, sodass der und die Jugendliche mal auf den Anleiter und mal auf die Anleiterin trifft. Alle, die ihre Geschlechtsidentität nicht diesen binären Kategorien zuordnen, sind ausdrücklich mitgedacht.

So wie multiprofessionelle Zusammenarbeit in der Erstellung des Trainings und beim Schreiben dieses Buches sehr fruchtbar und motivierend war, wird auch den Anleiter:innen das kooperative Arbeiten nahegelegt. Nicht zuletzt wird dieses auch entscheidend für den Erfolg in der Umsetzung. Ich bin der festen Überzeugung, dass mit gegenseitiger Annahme, Wertschätzung, Respekt und positiver Erwartungshaltung viel möglich ist. Besonders entscheidend ist es, dazu den/die Jugendliche:n in seiner/ihrer aktuellen Situation ernst zu nehmen. Wie bei vielen Dingen im Leben geht es darum, die richtige Ausgewogenheit, das richtige Maß der Dinge zu finden. Das Trainingsmanual versucht, eine Balance zwischen Forderung und Unterstützung, Aktivierung und Entspannung, Belohnung und Konsequenzen, Kreativität und vorgegebenen Strukturen, Kognition und Handlung zu finden, bzw. diese Teile sogar zu verbinden.

Ich wünsche Ihnen, dass Sie die richtige Balance mit den Jugendlichen finden können und beharrlich und wertschätzend das Training umsetzen können. Ich wünsche Ihnen Zuversicht und zunächst einmal Freude beim Lesen dieses Trainingsmanuals.

Berlin, im Herbst 2021 *Anna Katharina Mehlhorn*

I Grundlagen

1 Die Jugend – Lebensabschnitt der Veränderungen

Die Zeitspanne des Jugendalters kann man nur schwer definieren. Aus biologischer Sicht beginnt es mit dem Eintritt der Pubertät, welcher bei circa elf Jahren liegt. Das Ende ist sehr vage und wird stark bestimmt durch soziale Faktoren (Seiffge-Krenke, 2015; Petermann & Petermann, 2017). Die Jugend ist eine besondere Zeit im Leben, in der sich der Jugendliche oft in einem Wechselbad verschiedener Bedürfnisse und Gegebenheiten wiederfindet. Kindsein und zeitweise erwachsenes Verhalten zeigen wollen, körperliche Veränderungen erleben, Verantwortung erfahren, Grenzen austesten wollen, für mehr Autonomie kämpfend, sich aber gleichzeitig doch nach Sicherheit und Geborgenheit sehnend und dennoch die eigene Freiheit nicht gefährdet sehen wollen, stellen Beispiele für teilweise sehr schwer miteinander kombinierbare Lebensstile dar. Das Jugendalter birgt eine Reihe an Faktoren, die diesen Lebensabschnitt zu einem kritischen machen. In diesem Lebensabschnitt kommt es zu einer Umorganisation des Gehirns. Dabei kommt es zu einem Ungleichgewicht zwischen unreiferen präfrontalen und reiferen subkortikalen Hirnstrukturen, was möglicherweise im Zusammenhang mit dem vermehrten Aufkommen von risikohaften Verhaltensweisen und Entscheidungen steht (Konrad et al., 2013; Petermann & Petermann, 2017). Neben der neurobiologischen Reifung kommen neue Entwicklungsaufgaben im Jugendalter auf. Neue Herausforderungen, verbunden mit nötigen Anpassungsleistungen und der Suche nach der eigenen Identität machen sozial-emotionale Ressourcen erforderlich (Petermann & Petermann, 2017). Weiterhin sind oftmals die zahlreichen Zukunftsoptionen mit Unsicherheiten und Ängsten verbunden. Hinzu kommt, dass Jugendliche die eigenen Grenzen und Fähigkeiten nicht angemessen einschätzen (Seiffge-Krenke, 2015). Verschiedene Studien zeigen zudem, dass im Jugendalter vermehrt Verhaltensauffälligkeiten und psychische Probleme auftreten. So zeigte die KiGGS Studie (Hölling et al., 2014), dass 21,3 Prozent der Kinder und Jugendlichen nach Angaben ihrer Eltern in mindestens einem Lebensbereich Beeinträchtigungen aufgrund von Verhaltensauffälligkeiten haben. Impulsives Verhalten stellt eine Verhaltensauffälligkeit dar. Um solche Belastungen zu bewältigen, ist es entscheidend, dass dem Jugendlichen bewusst ist, dass sein Verhalten wirksam ist. In diesem Zusammenhang steht auch das Bewusstsein über die eigene Selbstwirksamkeit und damit ebenso das Vertrauen in sich, eigene Konflikte bzw. Probleme selbstständig lösen zu können. Belastete Jugendliche neigen oftmals zu ungünstigen Bewältigungsstrategien, die sich beispielweise in impulsivem Verhalten äußern können, und reagieren häufiger als unbelastete mit Resignation (Groen & Petermann, 2011).

Wie in vielen Förder- und Therapiebereichen scheint eine frühe Intervention oder Prävention wichtig, damit sich negative Verhaltensmuster nicht weiter verfestigen. Dennoch zeigt die Praxis auch, dass Impulskontrolle in einigen Fällen auch erst im Jugendalter zum Problem wird, für den Jugendlichen selbst, die Eltern, Sorge- und Fürsorgeberechtigte und/oder Lehrkräfte. Impulsive Handlungen wirken nun nicht mehr als kindliche Äußerungen, sondern werden ernster genommen. Teilweise werden die Handlungen lauter und aggressiver. Impulskontrollstörungen können sich aufgrund der oben beschriebenen schwierigen Umstände im Jugendalter oder durch Ereignisse und sich ändernde Umstände entwickeln. Ausgehend von diesen Annahmen erscheint das Jugendalter ein wichtiger Ansatzpunkt für die Intervention zu sein. Faktoren, die sich kritisch auf diesen Lebensabschnitt auswirken, sollten beachtet werden und gegebenenfalls in der Förderung additiv thematisiert werden. Ziel soll es sein, anhand des Programms den betroffenen Jugendlichen konstruktive Lösungs- und Bewältigungsstrategien an die Hand zu geben, mit denen sie die eigene Selbstwirksamkeit erleben können.

2 Erscheinungsbild

2.1 Was ist Impulskontrolle?

Impulskontrolle ist die »Fähigkeit, die erste Idee für eine Handlung oder ein Verhalten zu stoppen, um zu überprüfen, mit welchen Konsequenzen die Handlung bzw. das Verhalten verbunden ist, um gegebenenfalls noch eine andere Handlungsauswahl zu treffen« (Petermann & Petermann, 2012). In Rost (2010) wird Impulskontrolle ebenso als »Strategien zur Hemmung spontaner Impulse« beschrieben.

Beispiel

Veranschaulichen lässt sich das Erscheinungsbild der Impulskontrolle anhand eines Computersystems. Es gibt eine Störung, einen Reiz, der auf den Betroffenen einwirkt, der Fehler wird erkannt und es wird eine Aktion/Handlung ausgeführt. Bei Menschen mit Problemen in der Impulskontrolle erfolgt dies sehr schnell und der Zwischenschritt zur Auswahl bzw. zum Überdenken einer geeigneten Handlungsauswahl und den damit verbundenen Konsequenzen fehlt.

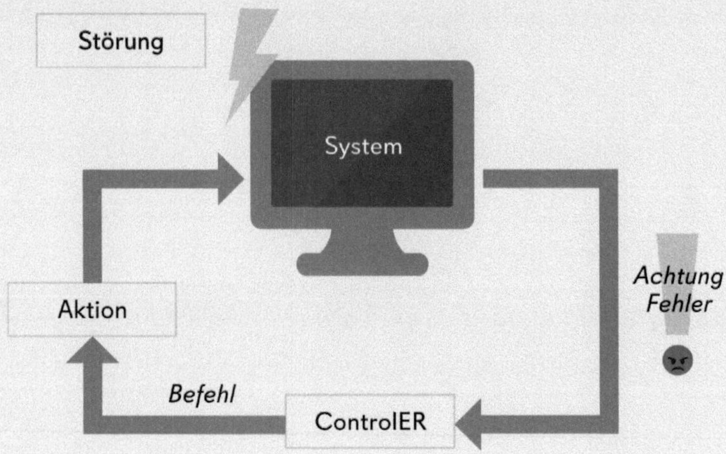

Betroffene folgen also häufig ersten Handlungsimpulsen, ohne die Folgen und Konsequenzen ausreichend abzuwägen. Diese impulsiven Affekte können zum einen im Zusammenhang mit Freude oder Begeisterung stehen, zum anderen jedoch auch mit einer geringen Frustrationstoleranz, die sich letztendlich in Enttäuschung und Wut äußert (Freiberger, 2020).

Häufig wird fehlende Impulskontrolle mit aggressiven körperlichen Verhaltensäußerungen in Verbindung gebracht, was durchaus seine Berechtigung hat. Nichtsdestotrotz findet man oft impulsive Verhaltensweisen, die sich beispielsweise durch schnelle verbale Äußerungen, Beschimpfungen, ignorantes Verhalten, mimisch abwertende Äußerungen oder ein vorschnelles Sich-Entziehen aus der Situation äußern. Impulsivität ist ebenso eine Teilkomponente von ADHS (Aufmerksamkeitsdefizit-/Hyperaktivitätsstörung). Das Programm *VollControl* kann auch als Teil einer ADHS-Behandlung unterstützend eingesetzt werden.

Fallbeispiel

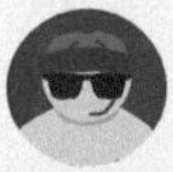

John wird mehrmals aufgefordert, endlich das Übungsblatt in Mathe auszufüllen. Die Aufgabe erscheint ihm zu schwer und er wird unsicher. Er beginnt, mit dem Bein zu wippen, und ärgert sich. Als ihn die Lehrkraft nochmals auffordert, zerreißt er demonstrativ das Blatt und wirft es provokativ in den Mülleimer.

An dem Fallbeispiel werden die zwei Teilschritte einer Handlung mit fehlender Impulskontrolle deutlich:
(1) Reiz/Auslöser: Aufforderung zum Ausfüllen einer zu schweren Aufgabe
(2) Aktion/spontaner Impuls: Zerreißen des Arbeitsblattes

VollControl zielt darauf, den Prozess zwischen (1) Reiz und (2) Aktion durch Ablenkung und kognitiver Aktivierung hinauszuzögern, Handlungsalternativen zu verinnerlichen, damit sich Betroffene für eine geeignete Reaktion oder Handlung entscheiden können.

2.2 Klassifikation

Impulskontrolle wird unter den verschiedensten Aspekten in Klassifikationssystemen beleuchtet, von Impulskontrollstörungen über zwanghaftes Verhalten wie Kleptomanie oder selbstinduziertes Erbrechen bis hin zu intermittierend explosiblen Störungen. Da sich das Trainingsmanual auf Impulskontrolle hinsichtlich des Sozialverhaltens fokussiert, werden nachfolgend die damit in Verbindung stehenden Klassifikationen benannt.
ICD-10. In der ICD-10 (WHO, 2021) wird Impulskontrolle unter folgenden Codierungen aufgeführt:

Klassifikationsmöglichkeiten von Störungen der Impulskontrolle nach ICD-10

»F60.3 Emotional instabile Persönlichkeitsstörung

Eine Persönlichkeitsstörung mit deutlicher Tendenz, Impulse ohne Berücksichtigung von Konsequenzen auszuagieren, verbunden mit unvorhersehbarer und launenhafter Stimmung. Es besteht eine Neigung zu emotionalen Ausbrüchen und eine Unfähigkeit, impulshaftes Verhalten zu kontrollieren. Ferner besteht eine Tendenz zu streitsüchtigem Verhalten und zu Konflikten mit anderen, insbesondere wenn impulsive Handlungen durchkreuzt oder behindert werden. Zwei Erscheinungsformen können unterschieden werden: Ein impulsiver Typus, vorwiegend gekennzeichnet durch emotionale Instabilität und mangelnde Impulskontrolle; und ein Borderline-Typus, zusätzlich gekennzeichnet durch Störungen des Selbstbildes, der Ziele und der inneren Präferenzen, durch ein chronisches Gefühl von Leere, durch intensive, aber unbeständige Beziehungen und eine Neigung zu selbstdestruktivem Verhalten mit parasuizidalen Handlungen und Suizidversuchen. […]
Persönlichkeit(sstörung):

- aggressiv
- Borderline
- reizbar (explosiv)

Exkl.: Dissoziale Persönlichkeitsstörung (F60.2)
[…]

F63 Abnorme Gewohnheiten und Störungen der Impulskontrolle

In dieser Kategorie sind verschiedene nicht an anderer Stelle klassifizierbare Verhaltensstörungen zusammengefasst. Sie sind durch wiederholte Handlungen ohne vernünftige Motivation gekennzeichnet, die nicht kontrolliert werden können und die meist die Interessen des betroffenen Patienten oder anderer Menschen schädigen. Der betroffene Patient berichtet von impulshaftem Verhalten. Die Ursachen dieser Störungen sind unklar, sie sind wegen deskriptiver Ähnlichkeiten hier gemeinsam aufgeführt, nicht weil sie andere wichtige Merkmale teilen.

Exkl.: Abnorme Gewohnheiten und Störungen der Impulskontrolle, die das sexuelle Verhalten betreffen (F65.-)

Gewohnheitsmäßiger exzessiver Gebrauch von Alkohol oder psychotropen Substanzen (F10–F19)
[…]

F63.8 Sonstige abnorme Gewohnheiten und Störungen der Impulskontrolle

In diese Kategorie fallen andere Arten sich dauernd wiederholenden unangepassten Verhaltens, die nicht Folge eines erkennbaren psychiatrischen Syndroms sind und bei denen der betroffene Patient den Impulsen, das pathologische Verhalten auszuführen, nicht widerstehen kann. Nach einer vorausgehenden Periode mit Anspannung folgt während des Handlungsablaufs ein Gefühl der Erleichterung. *Dazugehöriger Begriff:*

Störung mit intermittierend auftretender Reizbarkeit

F63.9 Abnorme Gewohnheit und Störung der Impulskontrolle, nicht näher bezeichnet«
(WHO, 2021)

DSM-5. Im DSM-5 (American Psychiatric Association, 2015) wurden diese Merkmale zusammen mit der Störung des Sozialverhaltens und der Störung Oppositionellen Trotzverhaltens unter *Disruptive, Impulskontroll- und Sozialverhaltensstörungen* zusammengefasst. Hier werden Störung mit oppositionellem Trotzverhalten, Intermittierende Explosible Störung und Störung des Sozialverhaltens aufgeführt.

2.3 Diagnostik

Bei Störungen der Impulskontrolle bietet sich ein multimethodales Vorgehen zur diagnostischen Abklärung (ähnlich wie in Petermann & Petermann, 2012, 2017) an. Dieses sollte folgende Ebenen umfassen:

- Selbsteinschätzung der Jugendlichen (anhand von Interviews und objektiver Fragebögen)
- Fremdeinschätzung von Lehrkräften, Therapeuten, Eltern oder Sorge- und Fürsorgeberechtigten etc. (anhand von Beobachtungen, Checklisten und standardisierten Fragebögen)
- Aktenanalyse
- objektive Analyse zum Herausfinden von Fertigkeiten, Fähigkeiten und Ressourcen der Jugendlichen
- ggf. Expertenurteil (z. B. durch Jugendpsychiater oder Klinische Kinderpsychologinnen)
- Durch verschiedene Zugänge ist es möglich, Bewertungen und Einschätzungen vergleichend zu erfassen.

Beobachtung

Im Bereich der Impulskontrolle stellt die Beobachtung ein wichtiges Diagnostikwerkzeug dar. Wichtig ist eine Dokumentation über einen längeren Zeitraum und hilfreich sind der Einbezug der verschiedenen Lebensbereiche der Jugendlichen. Beobachtende können beispielsweise pädagogisches Personal der Schule oder ein außenstehender Diagnostiker sein. Folgende Fragen können eine gezieltere Beobachtung unterstützen:

- Wann werden impulsive Verhaltensweisen gezeigt?
- Werden die impulsiven Verhaltensweisen nur in der Schule gezeigt oder auch zu Hause oder nur bei den Eltern oder anderen Personen?
- Wie äußert sich fehlende Impulskontrolle?
- Wie häufig wird die fehlende Impulskontrolle gezeigt?

- Welche Auswirkungen hat das Verhalten auf die Umgebung und auf die Jugendliche persönlich?
- Für eine geschlossenere Beobachtung bietet sich folgendes Design an (eine Vorlage zum Protokollieren finden Sie im Anhang):

Zeitraum	**Handlung mit fehlender Impulskontrolle**	**Quantitative Auswertung (Strichliste)**	**Reaktionen der Umwelt**
Für die geschlossene Beobachtung sollte immer der gleiche Zeitraum gewählt werden, um einen Vergleich von Verhaltensweisen fehlender Impulskontrolle zu verschiedenen Zeitpunkten (bestmöglich über einen längeren Zeitraum) zu ermöglichen	*z. B. emotionale Ausbrüche, Reinrufen im Unterricht, Beschimpfungen*	*IIII*	*z. B. Konflikte mit anderen, Unterricht wird unterbrochen, Ermahnung durch Lehrkraft*

Diese Ergebnisse bieten einen guten Ausgangspunkt, um die Situation umfassend, unter situationsbezogenen aufgestellten Kriterien zu analysieren und das Problem darzustellen. Dies kann in Gesprächen mit der Jugendlichen oder Eltern oder Sorge- und Fürsorgeberechtigte ein wichtiger Ansatzpunkt sein, da Selbst- und Fremdwahrnehmung nicht zwingend gleich sind.

Gespräch mit den Jugendlichen

Im Sinne einer ressourcenorientierten und umfassenden Diagnostik ist auch die Sichtweise der Jugendlichen notwendig. Im Gegensatz zu einem Training mit Kindern sind die Jugendlichen selbst zentrale Ansprechpartner bei der Verhaltensanalyse. Hierbei sollte ihnen durch offene Fragen freigestellt werden, inwiefern sie private (vielleicht sogar belastende) Erlebnisse teilen möchten. In einem offenen Gespräch können sie selbst ihre Fähigkeiten und Fertigkeiten sowie auch das Problem aus ihrer Sicht darstellen. Inhalte des Gesprächs könnten sein:

- Beschreibung der Familiensituation
- Beschreibung der Schulsituation
- Freunde, Gruppen, Beziehung zu Gleichaltrigen
- Fähigkeiten, Interessen, Fertigkeiten, Freizeitgestaltung
- Welche Situationen fordern den Jugendlichen heraus? Wie äußert sich das dann in seinem Verhalten?
- Gibt es Situationen, die überfordernd oder unterfordernd sind?
- Wünsche für Veränderungen

- Nur falls das Problem schon bekannt ist:
  - In welchen Situationen fällt es der Jugendlichen schwer, die Impulse zu kontrollieren?
  - Über welche Strategien verfügt sie bereits?
  - Was wäre hilfreich, um ihr Verhalten besser zu steuern?

Explorationsgespräch mit Eltern und Sorge- und Fürsorgeberechtigten

Um impulsives Verhalten in seiner Gesamtheit einordnen zu können, ist eine Befragung der Eltern oder Sorge- und Fürsorgeberechtigten ratsam. Ziel des Gesprächs ist es, Informationen über die Entwicklung der Jugendlichen, das aktuelle Problemverhalten und Ressourcen zum Anknüpfen zu sammeln. Es bietet die Möglichkeit, mehr über Faktoren herauszufinden, die ihn oder sie impulsiv werden lassen. Aus der systemischen Sicht heraus ist es auch wichtig, das Umfeld der Jugendlichen mit der Lebens- und Wohnsituation zu analysieren:

- Familiensituation
- Beziehung zu Gleichaltrigen
- Symptomatik fehlender Impulskontrolle
- Schulsituation
- weitere Auffälligkeiten in der bisherigen Entwicklung
  - Um das Gespräch bestmöglich zu strukturieren, bietet es sich an, mit einem Explorationsbogen zu arbeiten. Diesen finden Sie im Anhang, er ist angelehnt an den Elternexplorationsbogen aus dem *Training mit aggressiven Kinder*n (Petermann & Petermann, 2012).

Standardisierte Verfahren

Die Möglichkeiten der expliziten normierten Diagnostik von Impulskontrolle sind begrenzt. Es bietet sich an, zur Selbsteinschätzung des Jugendlichen die *Schülereinschätzliste für Sozial- und Lernverhalten* (SSL; Petermann & Petermann, 2014) und zur Fremdeinschätzung die *Lehrereinschätzliste für Sozial- und Lernverhalten* (LSL; Petermann & Petermann, 2013) durchzuführen, insbesondere die Skala der Selbstkontrolle. Weiterhin ist die Impulsivitätscheckliste aus dem *ADHS-KJ-Fragebogen* aufschlussreich. Auch das *Strenghts and Difficulties Questionaire* (SDQ; Goodman, 1997) bietet sowohl für Lehrkräfte als auch für Jugendliche und Eltern normierte Skalen, um Verhaltensstärken und -schwächen zu erfragen. Es ist ökonomisch, leicht praktikabel und beinhaltet die Selbst- und Fremdbewertung. Der Fragebogen kann zu verschiedenen Zeitpunkten (Pre, Post, Follow-up) wiederholt werden und ermöglicht so Aussagen zur Entwicklung. Zur Untersuchung exekutiver Funktionen (mit dem Teilbereich der Inhibition) gibt es den Fragebogen *Behavior Rating Inventory of Executive Functions* (BRIEF; Drechsler & Steinhausen, 2013). Es beinhaltet eine Selbstbeurteilung sowie Fragebögen für Eltern und Lehrkräfte und umfasst ein breites Spektrum der Störungen (neurologische, allgemeinmedizinische und psychiatrischen Erkrankungen und Entwicklungsstörungen). Besonders der Teil des Verhaltensregulations-Index (Hemmen, Umstellen und Emotionale Kontrolle) ist von Bedeutung zur Diagnostik der Impulskontrolle.

Wichtig

Wichtig ist, dass diese standardisierten Verfahren im Sinne einer ganzheitlichen Diagnostik mit Beobachtungen und bestenfalls auch Gesprächen mit Eltern oder Sorge- und Fürsorgeberechtigte und ggf. Therapeuten und/oder anderen wichtigen Bezugspersonen kombiniert werden.

Aktenanalyse

Die Analyse von Patienten -und/oder Schülerinnenakten gibt Anhaltspunkte hinsichtlich der Entwicklung der Jugendlichen. Meist chronologisch dargestellte Informationen können Auskunft über gewechselte Lebenswelten oder Heimaufenthalte geben. In manchen Akten befinden sich bereits medizinische oder diagnostische Anhaltspunkte, die für eine weiterführende Diagnostik wichtig sind. Manchmal sind Informationen zu finden, über die die Jugendliche nicht sprechen möchte oder die sie vielleicht sogar vergessen hat. Jugendliche werden beispielsweise in den seltensten Fällen über ihren gesundheitlichen Zustand sprechen und dessen Folgen beurteilen.

Akten sind nicht immer zuverlässig und teilweise lückenhaft. Ebenso fokussieren sie oft bestimmte negative Vorkommnisse, beispielsweise eine Straftat. Aus diesen Gründen muss mit den Informationen aus den Akten sorgsam umgegangen und nach Explorationsgesprächen und anderen diagnostischen Verfahren relativiert werden (Petermann & Petermann, 2017).

3 Erklärungsansätze

Fehlende Impulskontrolle kann in der frühen Entwicklung durch eine biologische/genetische, neurochemische und in der weiteren Entwicklung durch psychosoziale Faktoren bestimmt werden.

Biologische und neurochemische Faktoren. Selbstreguliertes Handeln wird von den exekutiven Funktionen gesteuert, welche unterstützen, Entscheidungen zu treffen, Verhalten zu reflektieren, zielgerichtet, aber dennoch flexibel zu planen und gegebenenfalls eigenes Handeln zu kontrollieren. Wie von Kubesch (2019) beschrieben, zählen zu exekutiven Funktionen Inhibition, Arbeitsgedächtnis und kognitive Flexibilität. Besonders entscheidend für die Impulskontrolle ist die Ausprägung der Inhibition. Diese macht es möglich, spontane Impulse zu unterdrücken, Störreize auszublenden und die Aufmerksamkeit bewusst zu lenken. Somit unterstützt die Inhibition situationsangemessenes Verhalten, auch zeitweise losgelöst von eigenen Emotionen oder festgefahrenen Verhaltensweisen. Die Fähigkeit, bestimmte Verhaltensweisen bzw. Impulse zu hemmen, um Handlungen zu vermeiden, steht in Verbindung mit dem Erreichen persönlicher Ziele.

Exekutive Funktionen werden wesentlich vom präfrontalen Kortex beeinflusst. Der präfrontale Kortex trägt zum Erzeugen bewusster Aufmerksamkeit bei. Von diesem Teil des Gehirns gehen wichtige regulierende Funktionen aus. Er lässt uns Körperprozesse gestalten, Handlungen überdenken, nach moralischen Urteilen handeln und Empathie empfinden. Der präfrontale Kortex schafft wichtige Verbindungen zwischen dem limbischen System, dem Nervensystem sowie dem Stammhirn und verbindet somit die Signale aus den Bereichen, die wir in sozialen Situationen empfangen und senden. Exekutive Funktionen hängen dementsprechend vom Gehirn ab, können aber durch bestimmte Aktivitäten verbessert werden. Wie körperliche Bewegung der Fitness dient, so können auch Exekutive Funktionen durch Gebrauch, Anforderung und Training herausgefordert werden (Diamond, 2011; Siegel, 2010).

Menschen unterscheiden sich hinsichtlich der Tätigkeit und Funktion des Frontalhirns. Somit ist auch die Fähigkeit zur Impulskontrolle verschieden ausgeprägt. Die gute Nachricht ist, dass diese Fähigkeiten wie ein Muskel trainiert werden können (Spitzer, 2009, 2011b).

Nach Diamond (2011) werden die Funktionsweise exekutiver Funktionen sowohl durch Gene und Neurochemie als auch durch die Umwelt moduliert.

Druck auf meinen Schultern, die Vergangenheit ist ein schweres Paket
Kontra K aus dem Song »Aus dem Schatten ins Licht«

People can try to reinvent themselves.
I don't think you can really change who you are, though,
because who you are is pretty much where you came from
and what you've done up to now.
Eminem

Umweltfaktoren. Der Mensch wird von seiner Umgebung geprägt. Wie viele Persönlichkeitsmerkmale und Auffälligkeiten vom sozialen Umfeld und persönlichen Erfahrungen geformt werden, so haben diese Umweltfaktoren auch einen Einfluss auf die Ausprägung der Impulskontrolle. Fehlende Impulskontrolle findet man in den verschiedensten Kontexten und sozialen Milieus, nicht immer sind soziale Ursachen gleich augenscheinlich. Unzureichende emotionale Unterstützung, ungenügende Erziehungskompetenz, mangelnde Aufsicht, negative Erziehungspraktiken, körperliche Misshandlung oder soziale Ablehnung stellen Risikofaktoren in der Entwicklung von psychischen Störungen dar (Petermann & Petermann, 2012). In einigen Untersuchungen (McLoyd, 1998; McLeod & Shanahan, 1993) stellte man einen Zusammenhang zwischen einem von niedrigen sozioökonomischen Status geprägten Umfeld und der Entwicklung und Gesundheit von Kindern fest. Ebenso trägt laut Blair (2010) eine frühe Betreuungsintervention und kompensatorische Erziehung zur Steigerung der Reaktivitätskontrolle bei. Ein anregendes, strukturiertes Umfeld sowie stützende, fürsorgliche Personen sind dafür entscheidend.

Häufig findet man hinter impulsiven Verhaltensweisen bzw. fehlender Impulskontrolle neben dem Verlangen nach Aufmerksamkeit und dem Wunsch nach Geltung und Wertschätzung das Verbergen von Unsicherheit und fehlendem Selbstwert (Freiberger, 2020). Diese unerfüllten Bedürfnisse lassen sich auf die Interaktion des persönlichen Lebensumfelds der Jugendlichen zurückführen und müssen treffend analysiert werden.

Was kann sich noch hinter fehlender Impulskontrolle verbergen?

Beispiel

Der will doch nur Aufmerksamkeit erregen!
Er kann einfach nicht abwarten!
Er will immer seinen Willen durchsetzen!
Sofort rastet er aus!
Du kannst ihn einfach neben niemanden setzen!
Ich bin genervt von dem ständigen Reinquatschen im Unterricht!
Du musst doch nicht gleich handgreiflich werden!
Denk doch einmal nach, bevor du handelst!

Das sind Sätze, die man nicht allzu selten im Schullalltag und Elternhaus hört und die bestimmt in vielen Fällen ihren Wahrheitsgehalt haben. Sätze, die aber in den meisten Fällen niemanden weiterbringen werden, denn sie sind Zuschreibungen und besitzen keinen Lösungsansatz. Die Wirkung von positiven und negativen Zuschreibungen wird in Kapitel 6 im Abschnitt »Positives Denken und positive Erwartungshaltung« noch näher beschrieben. Jugendliche mit fehlender Impulskontrolle sind sehr häufig von solchen negativen Zuschreibungen betroffen. Ohne Frage kann das Verhalten von Jugendlichen mit fehlender Impulskontrolle enorme und herausfordernde Auswirkungen auf das Umfeld haben. Der Unterricht wird gestört, Konflikte entstehen sehr schnell oder gefährliche Situationen entstehen durch unbedachte Handlungen.

Das richtige Maß an Anforderung spielt bei Jugendlichen mit fehlender Impulskontrolle eine entscheidende Rolle. Überforderung führt schnell zu Frustration, Unterforderung zu Langeweile und fehlender Auslastung. Hinzu kommt, dass Kinder und Jugendliche sehr viel stärker und häufiger impulsiv reagieren als andere, was wiederum zu Unverständnis im Umfeld führt (Greene, 2012).

Defizite, Schwierigkeiten und Bedürfnisse

Das Trainingsprogramm *VollControl* versucht ganz klar, sich immer wieder auf die Ressourcen der Jugendlichen zu besinnen. Doch lassen Sie uns nun einen kleinen Perspektivwechsel vollziehen und schauen, welche Defizite, Schwierigkeiten und Bedürfnisse hinter den besagten Verhaltensproblemen stehen können. Schwierige Situationen können so viel besser vorbereitet werden, geforderte Fertigkeiten gezielt vermittelt und Ausbrüche vorhergesehen werden.

Folgende Schwierigkeiten und Defizite könnten sich hinter fehlender Impulskontrolle verbergen:

- **Schwierigkeiten, mehreren Gedanken gleichzeitig nachzugehen, mehrere Lösungen in Betracht ziehen und Konsequenzen des eigenen Handelns zu betrachten**
  Die Lösung von Problemen fordert ein hohes Maß an Organisiertheit, Planung und Flexibilität. Ebenso wird das Arbeitsgedächtnis gefordert um sich verschiedene Zwischenschritte zu merken. Manche Jugendliche haben große Schwierigkeiten, ihre Gedanken zu ordnen, brechen Problemlöseprozesse schnell ab und die Frustration steigt. Impulsivität führt dann häufig dazu, die erstbeste Idee umzusetzen, welche in den seltensten Fällen gut durchdacht und die beste Entscheidung ist. Die Auswirkungen ihres Handelns können die Jugendlichen in diesem Moment noch nicht sehen.
- **Schwierigkeiten, eigene Bedürfnisse auszudrücken**
  Soziale Situationen erfordern Kommunikation. Gefühle und Bedürfnisse auszudrücken erfordert komplexe sprachliche Fertigkeiten. Häufig haben Kinder und Jugendliche mit verzögerter Sprachentwicklung Probleme in der an sie gestellten emotionalen und sozialen Verhaltensanforderung. Das Fehlen sprachlicher Fertigkeiten in solchen Situationen kann ebenso zur Frustration und zum Verlust der Impulskontrolle führen. Das Spektrum reicht hier von einem persönlichen Rückzug, Weinen, Flucht bis hin zu Beschimpfungen und Zerstörung von Gegenständen und Schlagen.
- **Schwierigkeiten in der Emotionsregulation**
  Durch eine Flut von Emotionen kann rationales Denken behindert werden. Defizite im Umgang mit Emotionen, deren besonders intensives Erleben und die Unfähigkeit, die Emotionen zu regulieren, bringen Konfliktsituationen dann zum Eskalieren.
- **Kognitive Überforderung**
  Es ist davon auszugehen, dass jede Person ihre Aufgaben richtig lösen will, gestellte Ziele, seien sie fremd oder selbstgestellt, erreichen will. Nicht zuletzt, um dafür Anerkennung und Wertschätzung zu bekommen. Sind die Aufgaben zu schwer, die Anforderungen und gesetzte Ziele zu hoch, kann dies nicht erreicht werden. Kognitive

Überforderung, die letztlich dazu führt, sich über die eigenen Fähigkeiten zu ärgern. Diese Angst, Verzweiflung, Enttäuschung oder auch der Ärger können zum Impulskontrollverlust führen.

- **Schwierigkeiten, mit fehlender Struktur umzugehen**
  Manche Menschen brauchen mehr Struktur und Ruhe als andere. Das Einhalten von Regeln und Abläufen ist ihnen besonders wichtig. Fehlen diese, macht sich Unsicherheit breit, auch das wird zeitweise durch negative Verhaltensweisen kompensiert.
- **Schwierigkeiten, andere Perspektiven nachzuvollziehen**
  Verstehen, warum andere Menschen anders handeln als man selbst, ist nicht immer einfach und auch nicht immer logisch. Dennoch ist der Perspektivwechsel eine wichtig soziale Kompetenz, die besonders in Konflikten hilft, das Gegenüber zu verstehen und sich empathisch zu verhalten. Dieser Perspektivwechsel verlangt viele Kompetenzen und muss schrittweise gelernt werden.

Diese Liste (weitestgehend angelehnt an Greene, 2012) könnte noch weiter fortgeführt werden. Wichtig ist, dass wir uns nicht nur auf die fehlende Impulskontrolle fokussieren, sondern auch andere Entwicklungs- und Kompetenzbereiche im Blick behalten, um auf mögliche Auslöser impulsiven Verhaltens aufmerksam zu werden und diese Ursachen im besten Falle so verändern, dass die Jugendlichen weniger negative Verhaltensweisen an den Tag legen müssen.

Positive Seiten von Impulsivität sehen

> The world needs all kind of minds.
> *Temple Grandin*

Ehrlichkeit, Kritikfähigkeit, Begeisterungsfähigkeit, Beharrlichkeit, Kreativität, Aktivismus – positive Eigenschaften impulsiver Menschen, die durchaus wertzuschätzen und zu fördern sind. Es geht bei der Förderung der Impulskontrolle nicht darum, alle impulsiven Verhaltensweisen auszulöschen – was natürlich gar nicht möglich wäre. Ohnehin ist es wichtig, dass es Menschen gibt, die manchmal aus dem Impuls heraus handeln, die sich durch eine gewisse Unüberlegtheit trauen, manche Dinge auszusprechen, die andere nach zahlreichen Überlegungen sich vielleicht nicht getraut hätten zu sagen, die anfangen, ungehemmt einen Comic zu kritzeln oder einem Falschparker auf dem Fahrradweg die Meinung sagen. Die sich impulsiv für gesellschaftliche Themen einsetzen, ohne nachzulassen, die sich schnell begeistern lassen. Auch eine angemessene Rebellion kann sinnvoll für die Weiterentwicklung von Gesellschaften sein. Vielmehr als Impulsivität zu unterdrücken geht es darum, Impulsivität steuern zu lernen. Zu bemerken, wann ist diese angebracht ist und wann vielleicht auch nicht oder wie sie ausgelebt werden kann, sodass sie nicht zu Problemen führt. Genau dazu muss das eigene Verhalten viel reflektiert und evaluiert werden und sozial verträgliche Verhaltensmuster eingeübt werden. Förderlich ist es, Freiräume zu schaffen, wo Impulsivität als Ressource eingesetzt werden kann. So beispielsweise in der Schülervertretung, im Umweltengagement, in Sportarten oder auch beim spontanen Battle Rap. Hinter diesen Gedanken verbirgt sich das Wertschätzen und Annehmen der anderen Persönlichkeit.

Übung

Denken Sie an einen eher impulsiven Menschen. Notieren Sie für sich:

(a) Was kann der-/diejenige besonders gut? Welche Fähigkeiten und besonderen Ressourcen hat die Person?
(b) Was mag ich an dieser Person?
(c) Was bereitet der Person Freude?
(d) Was hat die Person bereits erreicht? Welche Situationen hat sie bereits gemeistert?
(e) An welches gemeinsame Erlebnis/Ereignis denke ich gern zurück?

....

....

....

....

....

....

....

....

Übungen wie diese helfen uns, den Blick auf positive Eigenschaften, Ressourcen und Fähigkeiten zu lenken. Positive Sichtweisen auf die Klientin haben letztendlich Auswirkungen auf unsere Haltung gegenüber der Person und damit auch auf unser Handeln in Therapie, Training und Beratung.

II Training der Impulskontrolle *VollControl*

4 Einführung in das Training

4.1 Bedeutung

Impulskontrolle wird in den verschiedensten Lebensbereichen Jugendlicher nötig. Einige stellt dies vor große Herausforderungen. Neben Problemen im häuslichen Umfeld und in unvorhersehbaren Situationen im Alltag wird Impulskontrolle besonders häufig in der Schule gefordert. Die Erwartungen an Schüler:innen sind groß: Anpassung an soziale Normen, Ruhe im Unterricht, Aufmerksamkeit. Impulsives Verhalten steht dabei einigen Kindern und Jugendlichen im Weg. Besonders für Jugendliche mit Problemen in der emotionalen und sozialen Entwicklung konnte beobachtet werden, dass das Fehlen der eigenen Impulskontrolle häufig zu Konflikten zwischen Lehrkraft und Schüler:innen als auch unter den Jugendlichen führt (Langfeldt, 2003; Hillenbrand, 2008). Kleine Störungen durch fehlende Impulskontrolle übersteigern sich zu Konflikten und führen gelegentlich sogar zur Äußerung aggressiven Verhaltens. Diese Verhaltensweisen sind Teil des menschlichen Alltags und bergen die Gefahr für die Weiterentwicklung zu externalisierenden Störungen wie Kriminalität und Delinquenz. Verschiedenste Lebensbereiche können davon betroffen sein (Hillenbrand, 2008). Umfangreichen Studien von Moffit et al. (2011) belegen, dass Selbstkontrolle einen bedeutenden Einflussfaktor für Wohlstand, öffentliche Sicherheit und Gesundheit darstellt. So belegen die Studien beispielsweise einen engen Zusammenhang zwischen fehlender Selbstkontrolle in der Kindheit und Suchtproblemen im Alter von 26, dem Einkommen als Erwachsener und im Hinblick auf Zähne, Stoffwechsel und Entzündungszeichen. Ebenso konnte ein Zusammenhang zwischen geringer Selbstkontrolle in der Kindheit und Straffälligkeiten bis zum 32. Lebensjahr signifikant nachgewiesen werden. Geringe Selbstkontrolle einer Generation wirkt sich auf Chancen der nächsten Generation negativ aus. Im Umkehrschluss bedeutet dies, wer seine Handlungen und Gefühle gut steuern kann, seine Impulse besser kontrolliert, der ist im Durschnitt besser gebildet, gesünder, beruflich erfolgreicher, weniger kriminell, sozial besser integriert und konsumiert zudem weniger Drogen (Baumeister, 2015).

Individuell sowie gesellschaftlich ist somit viel daran gelegen, Probleme in der Impulskontrolle zu kompensieren. Nicht zuletzt kann dadurch zumindest teilweise ein Ausgleich sozialer unterschiedlicher Voraussetzungen angestrebt werden. Besonders für Jugendliche im Alter von 10 bis 16 Jahren scheinen die Interventionsmöglichkeiten in Bezug auf eine für Jugendliche attraktive Therapie und Förderung der Impulskontrolle begrenzt. Demnach entstand das persönliche Anliegen, ein neues Trainingsprogramm zu entwickeln, welches Jugendlichen hilft, ihre Impulse besser kontrollieren zu können. Ziel war es, ein Programm zu entwickeln, das unkompliziert in der Umsetzung ist, wenig zeitliche Ressourcen aller Beteiligten in Anspruch nimmt und somit leicht in den Schulalltag oder Therapien implementiert werden kann. Es sollte altersgerecht entwickelt werden und nah an der Lebenswirklichkeit der Jugendlichen anknüpfen.

4.2 Ziele

Das Training soll Jugendliche unterstützen, ihr impulsives Verhalten zu reflektieren und zu steuern, indem sie lernen, Strategien der Impulskontrolle anzuwenden. Langfristig soll dadurch erreicht werden, dass die Selbstreflexion der Jugendlichen sich weiterentwickelt, sie Selbstwirksamkeit erleben und auch in schwierigen Situationen, unter Anwendung der gelernten Strategien, spontane Impulse überdenken und eine geeignete Handlungsauswahl treffen.

Beispiel • Zielaufstellung

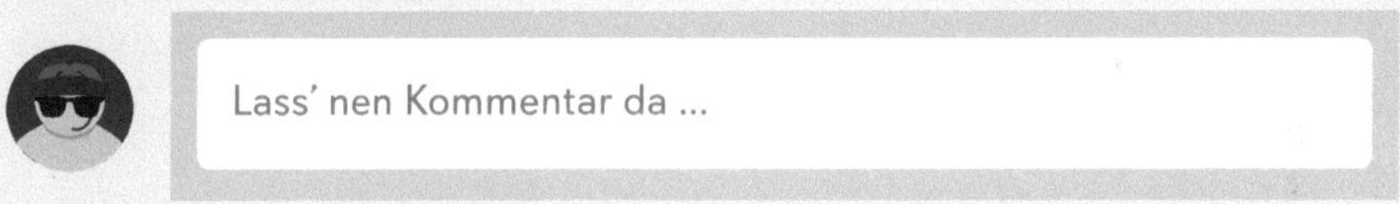

Wenn mich etwas nervt, bleibe ich ruhig und schaue auf meine ControlCARD.

Weiterhin soll das dazu gehörige Manual Pädagogen, Therapeutinnen und ggf. auch Eltern sowie Fürsorgeberechtigte hinsichtlich eines sensiblen Umgangs mit impulsiven Verhaltensweisen aufmerksam machen und Ratschläge geben, wie sich verschiedene

Systeme auf den Jugendlichen einstellen können, um präventiv zu agieren. Die folgende Abbildung stellt die Einbettung der persönlichen Wirkbereiche des Jugendlichen eingebettet in zu schaffende und begünstigende Faktoren des Systems dar.

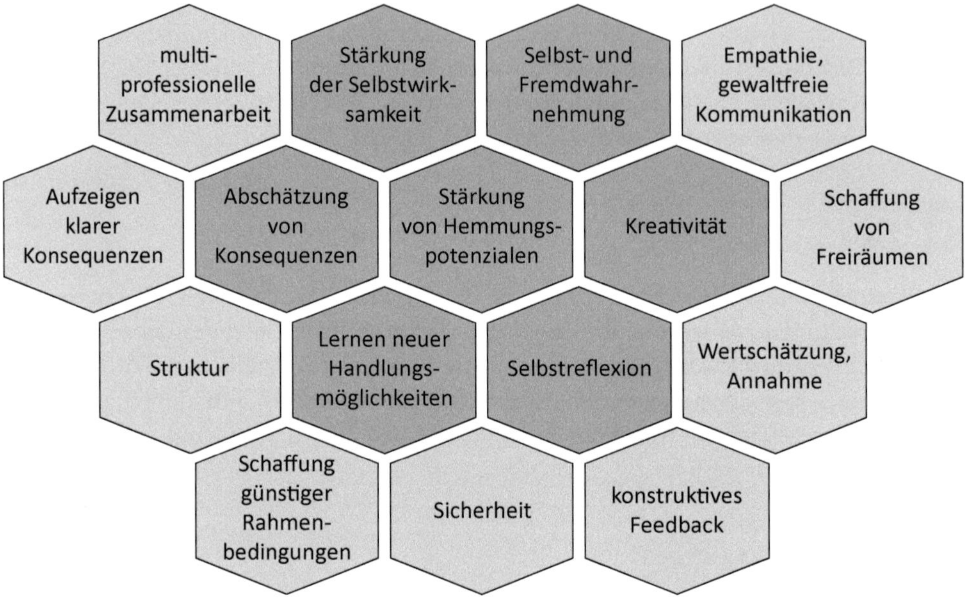
multi-professionelle Zusammenarbeit
Stärkung der Selbstwirksamkeit
Selbst- und Fremdwahrnehmung
Empathie, gewaltfreie Kommunikation
Aufzeigen klarer Konsequenzen
Abschätzung von Konsequenzen
Stärkung von Hemmungspotenzialen
Kreativität
Schaffung von Freiräumen
Struktur
Lernen neuer Handlungsmöglichkeiten
Selbstreflexion
Wertschätzung, Annahme
Schaffung günstiger Rahmenbedingungen
Sicherheit
konstruktives Feedback

Abbildung 4.1 Therapie- und Förderziele

4.3 Zielgruppe

Die Förderung und das Training ist für Jugendliche mit Schwierigkeiten in der Impulskontrolle im Alter von 10–15 Jahren gedacht. Je nach persönlichem Reifegrad und Interessengebiet ist es auch mit etwas jüngeren oder älteren Kindern oder Jugendlichen durchführbar, es kann für Jugendliche mit oder ohne Förderschwerpunkte angewendet werden. Probleme in der Impulskontrolle beziehen sich dabei vorrangig auf das Sozialverhalten.

Fallbeispiel

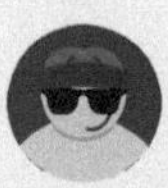

John ist 13 Jahre alt, sehr aufgeweckt, hat zahlreiche Ideen, ist musikalisch und kann gut Geschichten schreiben. Er äußert ehrlich und schnell seine Meinung. Häufig reagiert er auf Aufforderungen Erwachsener impulsiv, er stört den Unterricht durch Reinrufen, beschimpft einzelne Mitschüler und knallt mit der Tür, wenn er aufgebracht das Klassenzimmer verlässt.

Anwendbarkeit bei verschiedenen Diagnosen
Das Trainingsprogramm ist nicht für Jugendliche mit einem bestimmten Entwicklungsbedarf bzw. einer bestimmten Beeinträchtigung bestimmt, auch wenn besonders Jugendliche mit Entwicklungsbedarf in der emotionalen und sozialen Entwicklung, Lernen oder Autismus vermehrt Förderbedarf in der Impulskontrolle zeigen. Das Trainingsprogramm wurde auch bereits erfolgreich an einer Schule mit dem Förderschwerpunkt Geistige Entwicklung getestet. Hier und teilweise auch bei Jugendlichen mit dem Förderschwerpunkt Lernen ist zusätzliche Hilfe beim Lesen und Entlastung beim Schreiben notwendig, weiterhin muss individuell beurteilt werden, ob grundlegende kognitive und emotionale Fähigkeiten vorhanden sind, um die Inhalte von *VollControl* erfolgreich zu bearbeiten.

Voraussetzungen. Vorausgesetze grundlegende Kompetenzen (zur Bearbeitung ohne Differenzierung) sind:
- Lesefähigkeit
- Schreibfähigkeit
- Wahrnehmungsfähigkeit
- Ansätze zur Reflexionsfähigkeit (Teil des Programms ist es, an diesen weiterzuarbeiten und diese auszubauen)
- Ein grundlegendes empathisches Verständnis ist von Vorteil, muss aber nicht zwingend vorausgesetzt werden.

Neben des spezifischen Trainings für Jugendliche werden auch die Akteurinnen der verschiedenen Systeme, von häuslichen Umfeld über Freizeitgestaltung bis zur Schule, wichtige Kooperationspartner in der Umsetzung des Trainings sein.

4.4 Rahmenbedingungen

Wichtig

Die wichtigsten Grundlagen des Trainings sind:
- Wertschätzung
- Transparenz
- Vertrauen
- Sicherheit
- Ressourcenorientierung

Wer sollte das Training anleiten?
Das Training kann durch psychologisch und pädagogisch qualifizierte Personen durchgeführt werden. Hierbei kommen Psychotherapeutinnen, Pädagogen, Sozialpädagogen, Ergotherapeutinnen, Erzieher, Sozialarbeiterinnen und Heilpädagoginnen infrage. Die genannten Berufsgruppen werden im folgenden Buch unter den Begriff Anleiter bzw. Anleiterinnen zusammengefasst. Empathiefähigkeit ist ebenso wichtig wie Erfahrung

im Umgang mit Jugendlichen mit Verhaltensauffälligkeiten. Der anleitenden Person sollte es gelingen, die Jugendlichen für die Mitarbeit zu motivieren und eine vertrauensvolle Atmosphäre zu schaffen. Vertrauen soll aufgebaut werden, indem das Verhalten der anleitenden Person transparent für die Jugendlichen wird. Ebenso ist es wichtig, dass klar gemacht wird, dass gegebene Informationen ganz vertraulich behandelt werden. Non-verbale Signale sind genauso wichtig wie verbal ausgedrückte Wertschätzung und das direkte Ansprechen der Jugendlichen. Erfolgserlebnisse können helfen, eine positive Atmosphäre zu schaffen. Da das Programm neben dem therapeutischen Einsatz auch für den Einsatz in der Schule konzipiert wurde, wäre hier eine Durchführung durch die zuständige Lehrkraft oder zuständige Pädagogische Unterrichtshilfe/Erzieherinnen sinnvoll. Vorteil ist hierbei im besten Fall das schon bestehende Vertrauensverhältnis. In jedem Fall wird die Zusammenarbeit mit den unterrichtenden Lehrkräften notwendig, zum einen, um die Jugendlichen an bestehende Strategien zu erinnern, und zum andern, um an das Eintragen der Selbstbeobachtungsbögen am Ende des Unterrichts zu verweisen.

Grundhaltung des Anleiters. Eine positive Grundhaltung gegenüber Jugendlichen ist notwendig. Dazu zählen folgende Punkte:

- Wertschätzung
- Ressourcenorientierung
- Erfolge verdeutlichen
- konstruktives Feedback geben
- Selbstwirksamkeit bestärken: »Du kannst schaffen, was du willst, ich glaub an dich.«
- Verantwortung des Jugendlichen für das eigene Handeln verdeutlichen
- Bereitschaft zur kooperativen, multiprofessionellen Zusammenarbeit
- Flexibilität und individuelle Ausrichtung der Inhalte des Trainings auf den Jugendlichen

Wo sollte die Förderung durchgeführt werden?

Wichtig bei der Auswahl des Ortes ist, dass es ein ruhiger Raum mit wenig Ablenkungsfaktoren ist, welcher in der Zeit der Durchführung nicht durch andere Personen betreten wird. Die Jugendliche sollte sich an diesem Ort wohlfühlen. Ein ausreichend großer Tisch ist von Vorteil. Die Förderung kann sowohl in Therapieräumen, in der Schule als auch im außerschulischen Bereich durchgeführt werden.

Info

Baumeister und Tierney (2012) zeigten in ihren Studien, dass man nicht unbegrenzt Energie zur Selbststeuerung verfügbar hat. Bei Jugendlichen mit Schwierigkeiten in der Impulskontrolle sind die exekutiven Funktionen besonders beansprucht bzw. schnell ausgelastet. Daher ist sowohl beim Inhalt als auch bei den Rahmenbedingungen darauf zu achten, klar zu fokussieren. Das heißt Reizarmut, eine ruhige und strukturierte Atmosphäre und die Bearbeitung weniger, klar aufbereiteter Themen entlasten die Jugendlichen und helfen ihnen, sich auf das Wesentliche zu konzentrieren.

Gruppenförderung oder Einzelförderung?
Grundsätzlich ist das Programm für die Durchführung als Einzelförderung konzipiert, da dies eine effektive und sehr individuelle Arbeit ermöglicht, weil der Jugendliche die ungeteilte Aufmerksamkeit und Zuwendung der Anleiterin erhält. Weiterhin können persönliche Situationen aus dem Alltag besprochen werden und häufig trauen sich Jugendliche eher, persönlichere Dinge in Einzelsituationen zu teilen als in Gruppen.

Auch wenn beim Training in der Gruppe einige der günstigen Bedingungen wegfallen, ist es denkbar, das Programm mit kleineren Gruppen oder sogar der ganzen Klasse durchzuführen. Dies setzt jedoch ein gutes Gruppenklima voraus, das von Respekt und Offenheit unter den Beteiligten geprägt ist (Petermann & Petermann, 2017). Gruppen mit einem hohen Anteil an Jugendlichen mit Schwierigkeiten in der Impulskontrolle bringen häufig eine schwierige Gruppendynamik mit sich, da positive Vorbilder fehlen und gehäufte kritische Verhaltensweisen die Förderung stören können. Hier ist eine kleine Gruppengröße ratsam. Verhaltensregeln und Teilnahmebedingungen müssen zu Beginn verstärkt in den Fokus genommen und konsequent eingefordert werden.

Prävention oder Intervention?
Mit dem Erlernen ausgewählter und konkreter Strategien zur Verbesserung der Impulskontrolle soll nicht nur Gewalt und Aggression entgegengewirkt, sondern auch zwischenmenschlichen Konflikten vorgebeugt werden. In diesem Sinne kann das Training nicht nur als Interventionsmaßnahme, sondern auch als Präventionsprogramm gesehen werden. Jeder Mensch wird früher oder später mit Konflikten konfrontiert. Eine Auseinandersetzung mit einer möglichen persönlichen Impulsivität bzw. das Teilen und der Austausch von bereits vorhandenen anderen Strategien unter den Programmteilnehmerinnen kann hilfreich sein und trägt vor allem zum Ausbau der eigenen Reflexionsfähigkeit bei. Das Bewusstsein über eigene impulsive Handlungen kann somit zu einem besseren sozialen Miteinander beitragen.

5 Theorie

Der Entscheidungsprozess

Laut Kaufmann (1965) werden beim Entscheidungsprozess von der Wahrnehmung zur Reaktion folgende Stufen durchlaufen: »(1) Wahrnehmung, (2) Handlungsauswahl und Gewohnheitsstärke, (3) Hemmungspotenziale und (4) Vorwegnahme und Bewertung möglicher Konsequenzen« (S. 361–362). Dieser Prozess führt letztendlich zur Handlungsausführung. Das beschriebene Prozessmodell bietet die Möglichkeit, Interventionsziele bei impulsivem Verhalten abzuleiten. Auf der ersten Stufe der Wahrnehmung kann daran gearbeitet werden, Wahrnehmungsgewohnheiten zu verändern. Auf der zweiten Stufe der Handlungsauswahl und Gewohnheitsstärke bietet das Verringern der Gewohnheitsstärke für aggressive Verhaltensmöglichkeit eine Interventionsmöglichkeit. Auf Stufe 3 stellt das Verstärken von Hemmungspotenzialen, die notwendig für die Kontrolle impulsiven Verhaltens sind, eine geeignete Interventionsmöglichkeit dar. Auf Stufe 4 geht es darum, die Bewertung und Vorwegnahme möglicher Konsequenzen zu ändern, dabei sollte darauf eingegangen werden, welche Folgen das eigene Handeln für das Gegenüber hat (Petermann & Petermann, 2012; Kaufmann, 1965). Anhand der Umsetzung dieser Stufen wird es möglich, Handlungssteuerung zu erlernen.

Beispiel

Der Aufbau der vier Einheiten richtet sich nach den 4 Stufen von Kaufmann (1965). So dient Einheit 1 zur Selbstreflexion impulsiven Verhaltens und dem Erkennen der Auslöser. Einheit 2 arbeitet an einer geeigneten Handlungsauswahl und führt die Methode der Selbstverbalisation ein. In Einheit 3 wird die Selbstverbalisation weiter geübt und es werden weitere Strategien vorgestellt und gewählt, um die Hemmungspotenziale zu verstärken. Einheit 4 arbeitet an einer Bewertung und Verdeutlichung der Konsequenzen. Ebenso soll in der letzten Einheit die Verdeutlichung der eigenen Wirksamkeit des Handelns verstärkt im Fokus stehen.

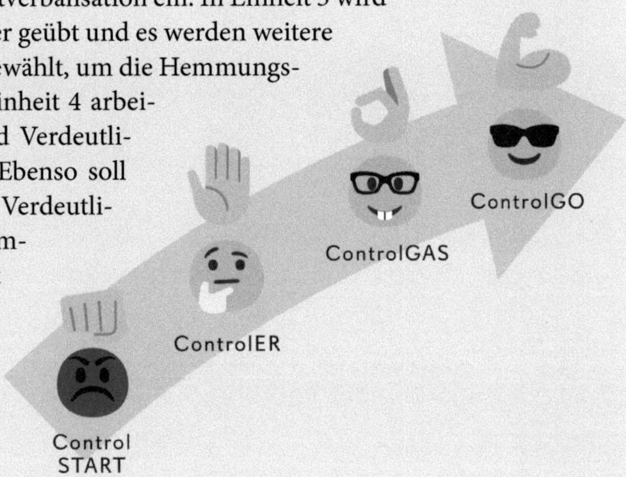

Lernen am Modell

Die Förderung des Programms knüpft an den vier Teilprozessen nach Banduras (1979) *Lernen am Modell* an. Demnach ist der Aufmerksamkeitsprozess grundlegend wichtig, um soziales Lernen zu ermöglichen. Dabei spielen das Erregungsniveau, Wahrnehmungskapazität und Einstellung sowie vorangegangene Bekräftigungen eine wichtige Rolle. Nachdem das Verhalten beobachtet wurde, kommt es darauf an, die neuen Erkenntnisse zu speichern, die wiederum dafür verantwortlich sind, wie Handlungen gesteuert werden. Verdeckte und offene Wiederholungen können das Beobachtete kognitiv nachbilden, so wird es möglich, Ereignisse langfristig zu speichern. Rückmeldungen sind dabei hilfreich.

> You cannot prevent birds of worry and care from flying over your head.
> But you can stop them from building a nest in your head.
> *Chinesisches Sprichwort (aus Bandura, 1979, S. 1177)*

Positive Vorbilder und das Lernen an Modellen können somit helfen, dass sich negative Verhaltensmuster nicht verfestigen und neue Verhaltensmodelle gelernt werden können.

Beispiel

Das Modelllernen wird in *VollControl* auf drei Säulen möglich:

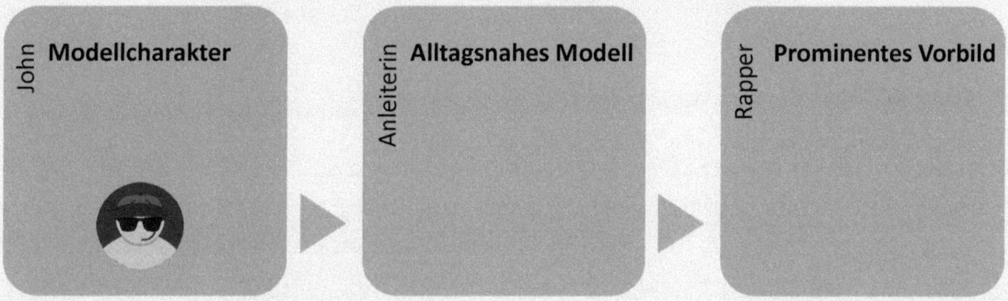

Anhand der Darstellung des Charakters John, welcher in jeder Einheit in Erscheinung tritt und mit dem sich einige Jugendliche möglicherweise identifizieren können, wird Modelllernen möglich. Ebenfalls nimmt die anleitende Person eine besondere Rolle im Sinne des Modelllernens ein. Es ist wichtig, dass sich die Anleiterinnen dieser Rolle bewusst sind. Im Sinne der Impulskontroll-Förderung wirken eine ausgeglichene, strukturierte, transparente, positive, dem/der Jugendlichen zugewandte Haltung und Einstellung erfolgreich für ein positives Modell im Umgang mit Impulsivität. Ebenso Modellcharakter hat der Rapper Kontra K, der (mit dem Rap »Bleib ruhig«) als prominentes Vorbild für den Umgang mit Impulsivität aufgegriffen wird. Alternativ können auch noch andere prominente Beispiele gewählt und anhand von Biografien und Songtexten von den Modellen gelernt werden.

Kognitiver, konstruktivistischer und systemischer Ansatz

Kognitive Verhaltenstherapie. Bezogen auf die Förderung der Impulskontrolle stellt die Kognitive Verhaltenstherapie laut Beck (1975) einen effektiven Ansatz dar. Ausgehend von einer aktiven Wahrnehmungsgestaltung werden Beobachtungen/Auslöser erfasst, deren Bewertung infrage gestellt wird und sich dadurch die eigenen kognitiven Prozesse bewusst gemacht werden. Im Training der Impulskontrolle werden eigene (manchmal irrationale) Einstellungen analysiert und letztlich werden impulsive Handlungsmuster durch neue Stimuli ersetzt bis neue Verhaltensmuster erlernt werden können. Externes Feedback und Training hat somit einen Einfluss auf den Output, auf die Aktionen und Handlungen des Jugendlichen.

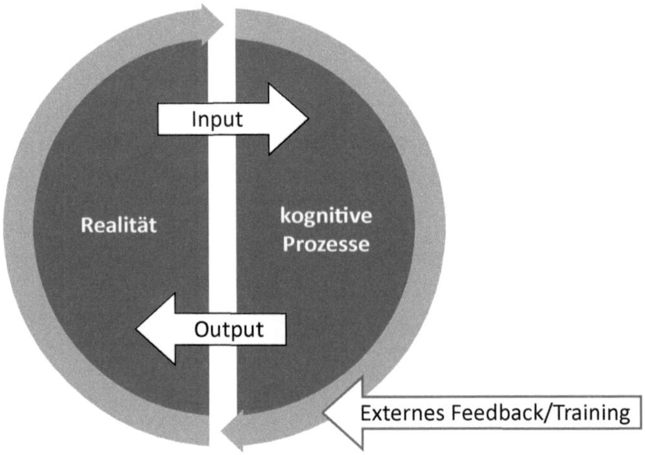

Abbildung 5.1 Vereinfachtes Modell des kognitiven Ansatzes

Konstruktivistischer Ansatz. Der konstruktivistische Ansatz wird innerhalb von *Voll-Control* in dem Maße verfolgt, dass Alltagsbezug und der Arbeit an spezifischen individuellen Gegebenheiten und Konflikten einen besonderen Stellenwert bekommen. Neben den vorgegebenen Strategien und dem Modelllernen kann der Jugendliche an persönlichen Strategien arbeiten. Ressourcen werden aufgegriffen und weiter ausgebaut, um langfristig schwierige Verhaltensmuster zu ersetzen. Das Lernen entsteht somit aus einer aktiven Interaktion zwischen dem Jugendlichen und seiner Umwelt (Piaget, 1983).

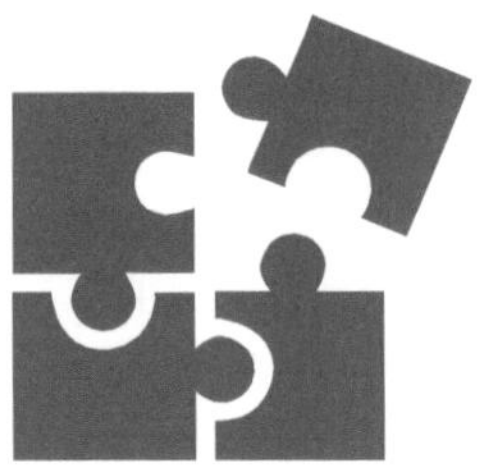

Systemischer Ansatz. Jeder Mensch ist in ein System von Beziehungen und Interaktionen eingebunden. Der systemische Ansatz (Luhmann, 1984; Bertallanfy, 1968) beruht auf einer Gesamtbetrachtung des Individuums in der Gesellschaft. Somit ist es nicht ausreichend, nur eine Förderung/Verhaltensverbesserung des Individuums anzustreben, sondern es ist ebenso nötig, die systemischen Faktoren zu berücksichtigen. So sollte sich unter anderem die Frage gestellt werden, wie sich die einzelnen Systeme ausrichten können, um den Betroffenen bestmöglich zu integrieren, zu fördern? Welche Ressourcen können aktiviert werden? Ausgehend von der Annahme, dass fehlende Impulskontrolle eine Äußerung von Unsicherheit, Überlastung, Unter- oder Überforderung, Ängsten oder dem Verlangen nach persönlicher Wertschätzung und Geltungsbewusstsein sein kann, sollte das System, in dem sich der Jugendliche befindet, auf seine Bedürfnisse angepasst werden. Verschiedene Akteure der Systeme aus Elternhaus bzw. Wohngruppe, Schule, therapeutischen Einrichtungen und außerschulischen Freizeiteinrichtungen sollten dabei im engen Austausch stehen. Vorschläge zur Schaffung eines förderlichen Systems sind in Kapitel 8 zu finden.

6 Elemente

Selbstverstärkung und Selbstwirksamkeit

Selbstverstärkung. Motivationale Prozesse können als äußere Bekräftigung und Selbstbekräftigung beschrieben werden. Diese Bekräftigung steuert die Wahrnehmung, das Verhalten und Gedächtnisleistungen. Dabei gibt es unterschiedliche Formen der Verstärkung. Neben der sozialen Verstärkung durch Lob, Anerkennung und Zuwendung durch die Anleiterinnen soll die Selbstverstärkung einen besonderen Stellenwert innerhalb des Programms einnehmen. Diese beginnt mit dem Beobachten der eigenen Person und der Orientierung an selbstgesteckten Zielen. Wenn ein Ziel erreicht ist, belohnt man sich selbst und positive Gefühle können entstehen. Dieses Erfolgserleben kann wiederum Selbstwirksamkeitserleben begünstigen (Bandura, 1979; Petermann & Petermann, 2012).

Selbstwirksamkeit. Geht man davon aus, dass geringe Bewältigungskompetenzen und hohe Belastungen das Erleben der Selbstwirksamkeit einschränken, so liegt es nahe, dass der erfahrenen Selbstwirksamkeit für eine positive Entwicklung innerhalb des Jugendalters eine zentrale Bedeutung zukommt (Bandura, 2003). Das Handeln kann durch Selbstwirksamkeit über vier unterschiedliche Prozesse beeinflusst werden. Dazu gehören

(1) das Wissen,
(2) die Emotionen,
(3) die Motivation sowie
(4) das Anspruchsniveau

(Petermann & Petermann, 2017; Eckermann, 2016). Nach Streber und Haag (2014) gelten für die Selbstwirksamkeit als zentrale Quellen die persönlichen Bewältigungserfahrungen und Erfahrungen durch das Beobachten von Verhaltensmodellen, Feedback durch Dritte sowie die Wahrnehmung der eigenen Gefühle. Der Befundlage zufolge verbessern Personen motivationale und kognitive Leistungen, wenn sie »[...] nach dem Konzept der Selbstwirksamkeit gefördert werden« (Streber & Haag, 2014, S.99). Nicht zuletzt wird durch die Erfahrung und die Überzeugung, dass man selbst etwas bewirken kann, veranlasst, dass Jugendliche selbst aktiv im Umgang mit den eigenen Problemen werden und Selbstvertrauen aufbauen. Diese Selbstwirksamkeitserfahrungen stellen einen Schutzfaktor für Jugendliche dar und sollen im Rahmen des Trainings ermöglicht werden (Petermann & Petermann, 2017).

Info

Um sich seiner eigenen Selbstwirksamkeit vergewissern zu können, führt Bandura (1977) folgende Punkte auf:

- Erfolgserlebnis
- stellvertretende Erfahrung
- verbale Ermutigung
- physische Zustände/emotionale Ausbrüche

You can make something of your life. It just depends on your drive.
Eminem

6

Selbstreflexion und Zielsetzung

Um den Prozess der Selbstwirksamkeit für Jugendliche transparent zu machen, nehmen Selbsteinschätzung und Selbstreflexion einen wichtigen Teil des Trainings ein. Die Jugendliche soll lernen, sich selbst einzuschätzen. Die Fähigkeit zur Selbstkritik und zum Anerkennen von Erfolgen sind dafür wesentlich. Verhaltensmodifikationen stehen in enger Verbindung mit Selbstreflexion und der dann damit verbundenen Evaluation. Das Potenzial, über sich selbst, über das Umfeld oder mit anderen gemeinsam zu reflektieren, öffnet den Zugang zu bewussten Handlungsveränderungen und ermöglicht höhere Formen des Lernens (Greif, 2008). Dies stellt ein Potenzial zur Veränderung des Selbst oder sozialer Systeme dar. Da viele der betroffenen Jugendlichen auf dem Gebiet der Selbstwahrnehmung, Selbsteinschätzung und Selbstreflexion Schwierigkeiten haben, ist eine enge Begleitung der Reflexionsphasen notwendig. Im Arbeitsheft sind regelmäßig Aufgaben zur Selbstreflexion verankert, auch der abschließende Blogeintrag bietet eine intensive Form der Reflexion über das Gelernte und das eigene Verhalten an. Ebenso stellt die Control-IT-Webseite (www.control-it-reflexion.de) eine attraktive Variante zum Selbstreflektieren und Gedanken-Bündeln dar. Hier kann die Jugendliche in einem Chat mit dem Modellcharakter das Erlebte austauschen, Ziele setzen, überwachen und auswerten. Den Jugendlichen wird mit diesen modernen Formen ein Mittel der Reflexion an die Hand gegeben, ähnlich wie bereits umfassend erforschte Tagebucheinträge, mit denen sie ihr Verhalten, ihre Emotionen, Handlungsweisen und Entscheidungen erkunden, was letztendlich zur Selbstwirksamkeit, Selbsterkenntnis und langfristig vielleicht auch zur Planung neuer Handlungsmuster führt.

Ausgehend von einer treffenden Selbsteinschätzung, ggf. mit Hinweisen aus der Fremdanalyse durch den Anleiter können Ziele besprochen und festgelegt werden. Diese sollten weder überfordernd noch unterfordernd sein. An der Formel »Ist-Stand + 1« kann sich orientiert werden, »plus 1« bezieht sich dabei auf den nächsten Entwicklungsschritt. Es ist beispielsweise nicht sinnvoll, an Handlungsstrategien zu arbeiten, wenn die Jugendliche noch nicht die Auslöser für ihr impulsives Verhalten kennt oder sie große Schwierigkeiten in der Selbstbeobachtung hat. Ebenso wenig ist es motivierend, an Zielen zu arbeiten, die die Jugendliche ohne Probleme erreicht.

Hinweise zur Zielbesprechung:

- Der Jugendliche sollte sich das Ziel nach Individuums-Umgebungsanalyse bestmöglich selbst auswählen.
- Der Anleiter gibt Feedback zum ausgewählten Ziel, gegebenenfalls wird das Ziel gemeinsam angepasst bzw. präzisiert.
- Den Fokus bewahren, weniger ist manchmal mehr. Inhibitorische Kontrolle braucht Kapazität im Gehirn, deswegen entlasten Sie den Jugendlichen, in dem Sie sich auf ein oder zwei Ziel(e) fokussieren.
- Das Ziel sollte sich an den SMART-Kriterien (Drucker, 1977) orientieren:
  - S – Spezifisch: konkrete, unmissverständliche Zielsetzung
  - M – Messbar: Kriterien festlegen, anhand derer das Ziel klar überprüfbar wird.
  - A – Attraktiv: Ziel sollte ambitioniert sein.
  - R – Realistisch: Ziel ist in entsprechender Entwicklungsphase erreichbar.
  - T – Terminiert: Ziel ist zeitlich begrenzt.

Beispiel

Beispiele für Ziele hinsichtlich der Weiterentwicklung der Impulskontrolle können folgende sein:

Ziel für 15. bis 21. Juli:

- Ich melde mich dreimal ruhig im Unterricht, wenn ich eine Frage habe, und warte, bis ich aufgefordert werde.
- Sobald ich Auslöser bemerke, schaue ich auf meine ControlCard und lenke mich ab.
- Ich bleibe [in Situation/Zeitraum x] cool und atme dreimal tief durch, auch wenn andere mich nerven.
- Wenn ich das Verhalten anderer nicht verstehe, frage ich nach und versuche, mich in die andere Person hineinzuversetzen.
- Wenn andere Quatsch machen, bleibe ich bei mir und konzentriere mich weiterhin auf den Unterricht.

Zum Anfang jeder Woche wird reflektiert, inwiefern das Ziel erreicht werden konnte, ob daran weitergearbeitet werden muss oder ob ein nächstes Ziel gewählt bzw. aufgestellt werden kann. Eine Verbalisation dessen ist wichtig, um zum einen den Jugendlichen ein konstruktives Feedback geben zu können und zum anderen, um die Selbsteinschätzung zu fördern. Nachfragen können helfen, um die Reflexion auf ein höheres Niveau zu bringen. Mögliche Nachfragen bei einer vorerst oberflächlichen Reflexion:

- Warum schätzt du dich so ein?
- Gab es besondere Vorkommnisse, die dich zu diesem Ergebnis bringen?
- Gab es äußere Einflüsse, die dein Verhalten beeinflusst haben?
- Was würdest du nächste Woche anders machen?

Beispiel

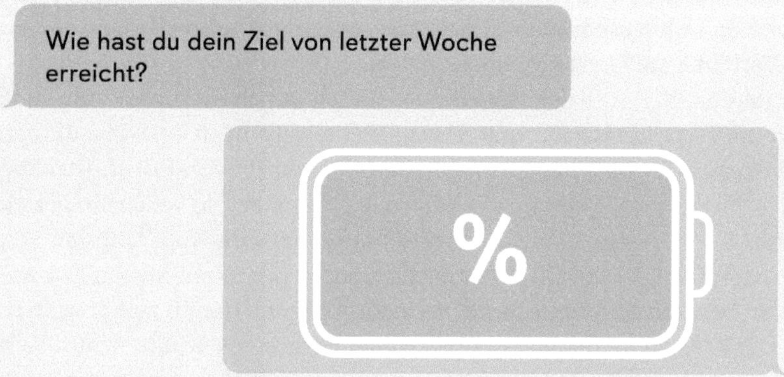

Zeichne ein, wie viel Prozent deines Ziels du erreicht hast.

Im Sinne von Ziele aufstellen, planen und überwachen ist es auch bedeutsam, die Jugendliche dazu zu motivieren, weiterführende Ziele aufzustellen. Was möchte die Jugendliche in ihrem Leben erreichen, was ist ihr wichtig, was möchte sie später machen? Letztendlich auch mit der Fragestellung, wo Impulskontrolle dazu benötigt wird. Ein »großes Ziel« wird nicht von jetzt auf gleich erreicht. Helfen Sie den Jugendlichen, erste Schritte zu planen und Teilziele aufzustellen. Beachtung der Ressourcen und des Umfelds sowie die Aufstellung realistischer Ziele sind auch im Sinne von Erfolgserfahrungen entscheidend.

> Bei allem, was du unternimmst, bedenke das, was voraufgeht und was folgt, und so geh ans Werk. Andernfalls wirst du zwar zuerst entschlossen darangehen, da du ja keinen der aufeinander folgenden Umstände bedacht hast, später aber, wenn irgendwelche Unannehmlichkeiten auftreten, schmachvoll davon Abstand zu nehmen.
> *Epiktet (2001, 29)*

Selbstverbalisation und Selbstinstruktion

Selbstverbalisation. Als wichtige Strategie zum Erlernen der Impulskontrolle wird in dem Programm die Selbstverbalisationstechnik eingeführt und anhand von Beispielen deren Anwendung geübt. Die Selbstverbalisationstechnik ist ein handlungsbegleitendes Gespräch, welches offen (beispielsweise flüsternd) oder verdeckt (in Gedanken) mit sich selbst geführt wird (Petermann & Petermann, 2012). Verbale Anweisungen, an die eigene Person gerichtet, sollen das eigene Verhalten beeinflussen. Zur Unterstützung dazu dienen die ControlCards (s. Zusatzmaterial, im Anhang). Der Jugendliche lenkt sich in einer für ihn herausfordernden Situation durch das Zeigen einer Karte ab bzw. erinnert sich durch diese an Handlungsalternativen oder persönliche Bestärkungs- oder Glaubenssätze. Er kann entweder eine der ControlCards aus dem *VollControl*-Zusatzmaterial wählen oder sich selbst eine ControlCard erstellen. Häufig wissen Jugendliche ganz genau, was sie in angespannten Situationen beruhigt (beispielsweise ein bestimmtes Bild, ein Vorbild, eine Liedzeile, ein Manga etc.).

Selbstinstruktion. Bei der Selbstinstruktion handelt es sich in Abgrenzung zur Selbstverbalisation um Handlungssteuerung, Handlungsanweisungen bzw. Handlungsanleitungen durch kurze Sätze mit einem formelhaften Charakter. Diese Selbstinstruktionen werden häufig zur Steigerung der Impulskontrolle eingesetzt und weiterhin gezielt trainiert (Petermann & Petermann, 2012). Beispiele dafür sind, im Kopf langsam von 10 bis 0 rückwärts zu zählen, Zeilen eines bestimmten Songs oder Raps im Kopf zu wiederholen oder sich an bestimmte Atemtechniken zu erinnern und darauf zu konzentrieren. Meichenbaum (1979) stellte fest, dass impulsive und aggressive Kinder kaum Selbstgespräche führen und damit die Möglichkeit, ihr eigenes Verhalten zu steuern, nicht nutzen. Besonders bei Jugendlichen im Alter von 11 bis 13 Jahren zeigten Selbstinstruktionstrainings mit einer Effektstärke von .92 eine hohe Wirksamkeit (Durlak et al., 1991).

Beispiel • Selbstverbalisation

Ablauf Selbstverbalisation

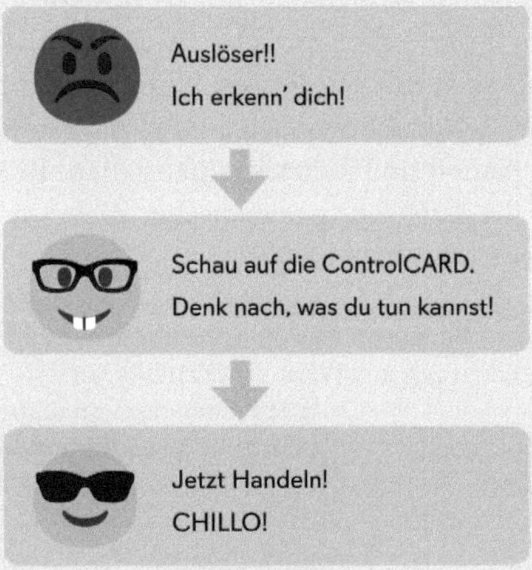
Auslöser!!
Ich erkenn' dich!
Schau auf die ControlCARD.
Denk nach, was du tun kannst!
Jetzt Handeln!
CHILLO!

Beispiel ControlCard

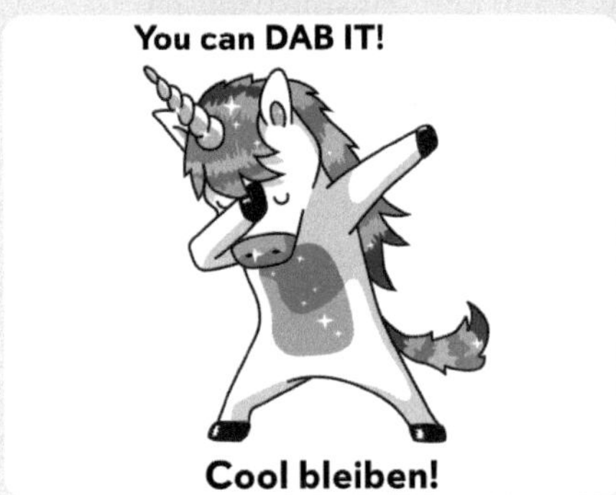
You can DAB IT!
Cool bleiben!

Selbstbeobachtung

Der Fähigkeit zur Selbstverbalisation geht das Erlernen der Fähigkeit zu Selbstbeobachtung voran. Somit soll es gelingen, erwünschte neue Verhaltensweisen unabhängig von externen Verstärkungsprozessen zu erlernen (Petermann & Petermann, 2012). Häufig treten im Jugendalter verzerrte Selbst- und Fremdwahrnehmungen auf. Um diese zu verhindern wird es notwendig, dass die Jugendliche die eigenen Gefühle und Vorstellungen benennen kann (Petermann & Petermann, 2017) und Feedback durch andere Personen bekommt. Anhand eines Selbstbeobachtungsbogens oder der digitalen Selbstreflexion wird überprüft, inwieweit bestimmte Maßnahmen in der Woche umgesetzt werden. Bei der Auswertung mit der Anleiterin bietet dieser Bogen die Möglichkeit zu besprechen, wie die Umsetzung der Maßnahmen gelungen ist und inwieweit erste Ziele umgesetzt werden konnten. Somit kann die Selbstwahrnehmung mit der Fremdwahrnehmung abgeglichen werden und langfristig zur besseren Selbsteinschätzung führen. Das Selbstbeobachtungsverfahren dient sowohl dem therapeutischen als auch dem diagnostischen Prozess. Konstruktive Feedbacks durch die anleitende Person sind auch hier zielführend. Durch die Selbstbeobachtung soll der Jugendlichen das persönliche Wachstum verdeutlicht werden, auch aus Niederlagen und Fehlern kann man etwas lernen und sich weiterentwickeln.

Beispiel

Trage Situationen ein, in denen es schwierig war, deine Impulse zu kontrollieren. Beschreibe die Situation, deine Reaktion und benenne den Auslöser

- Kein Problem, falls es die gleichen Situationen sein sollten.
- Am Ende des Tages steht das Tagesrating an. Kreuze auf der Skala an, wie du dich verhalten hast.

Rating-TAG	Situation	Auslöser	Wie habe ich reagiert?
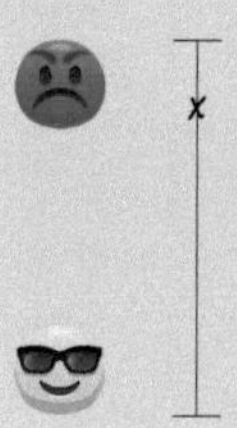	Frau X wollte, dass ich in der Pause meine MusicBox leiser mach, endete mit Handyverbot #RapistmeinLeben	Frau X nervt mich!!! ☹	Hab ihr an den Kopf geworfen, was ich von ihren Regeln halte.

Kognitive Affektsteuerung

Weiterhin ist es wichtig, dass sich die Intervention und Behandlung von Impulshandlungen nicht nur auf das Verbessern der Verhaltenskontrolle begrenzen. Die Förderung sollte auch darauf zielen, kognitive Affektsteuerungsmechanismen zu verbessern (Herpertz & Saß, 1997). Die sozial-kognitive Informationsverarbeitung geht davon aus, dass bei der Verarbeitung und Wahrnehmung sozialer Situationen verzerrte Wahrnehmungen aufgrund von bisherigen Erfahrungen auftreten. Aggressive Kinder unterstellen so beispielsweise ihrem Gegenüber häufig Feindseligkeit und verhalten sich aufgrund dessen oft vorbeugend aggressiv und abwehrend (Petermann & Petermann, 2012). Es kann helfen, mit der betroffenen Jugendlichen zwischenmenschliche Situationen zu thematisieren, die zu Impulshandlungen führen. So können extremen Interpretationen andere eventuell realistischere Denkmuster gegenübergestellt werden. Dadurch kann die Veränderung von kognitiven Bewertungen der Betroffenen helfen, in den betreffenden Situationen weniger impulsiv oder emotional zu reagieren. Ziel ist es, auf diese Weise besser steuer- und kontrollierbare Empfindungen aufkommen zu lassen, welche gleichermaßen sprachlich fassbar gemacht werden können. Bewusste kognitive Kontrollmechanismen sollen verbessert und die Jugendliche in ihrer selbstregulativen Fähigkeit weiter gestärkt werden (Herpertz & Saß, 1997; Beck & Freemann, 1993).

Alltagsbezug
Wichtig ist, dass in den verschiedenen Einheiten Gelernte auf den Alltag zu übertragen. Darum ist die Verknüpfung von Alltagssituationen während der gesamten Arbeit mit dem Jugendlichen von besonderer Bedeutung. Situationsbeispiele sollten deshalb direkt aus dem Leben des Jugendlichen genommen werden. Studien haben gezeigt, dass durch das Üben von Aufträgen zu Hause und in der Schule Fortschritte, die innerhalb der Trainingseinheiten erzielt wurden, in den Alltag integriert werden können und somit zu stabileren Erfolgen beitragen (Petermann & Bochmann, 1993; Petermann & Petermann, 2017). Das Design des Trainingsprogramms und die Inhalte orientieren sich an der Lebenswirklichkeit vieler Jugendliche (Shell Jugendstudie, 2015). Diese Offenheit des Impulskontroll-Trainings bietet die Möglichkeit, aktuelle Konflikte oder Probleme in einem geschützten und strukturierten therapeutischen Setting zu bearbeiten.

Ressourcenaktivierung
Es bereitet oft ein Lächeln, wenn man sieht, wenn Menschen ihrer Leidenschaft nachgehen, das machen, was sie gut können und manche von ihnen sogar zu Experten in dieser Sache werden. Das kann geschehen, wenn wir unserer Leidenschaft, unseren Fähigkeiten Zeit und Raum geben. Man freut sich, Sachen richtig zu machen, schöpft Selbstvertrauen und erlebt Selbstwirksamkeit.

Demnach liegt viel daran, die Ressourcen der Jugendlichen zu aktivieren und auszuschöpfen. In dem sie sich gut fühlt, positive Rückmeldung erhält und das macht, was sie gut kann, ist weniger Platz für Misserfolge, weniger Platz für Enttäuschung und Frustration, gibt es weniger Gründe, um »auszurasten«.

Die persönlichen Ressourcen können im Impulskontroll-Training in dem Maße integriert werden, dass Zeit ist, über diese zu sprechen, diese wertzuschätzen. Die Jugendliche wird unterstützt, sie weiter auszubauen und sie bei kreativen Aufgaben innerhalb des Programms einzubringen. Es kann überlegt werden, bestimmte Aktivitäten als Belohnung einzusetzen, z. B.: Nach Abschluss des Trainings gehen wir gemeinsam Skaten, mit der Gruppe Fußballspielen, wir fertigen ein Graffiti an oder nutzen die Deutschstunden einer Woche, um ein Comicprojekt zu beginnen. Ebenso ist es möglich, Aufgaben so zu modifizieren, dass die Jugendliche ihre Fähigkeiten und Talente einbringen kann, beispielsweise: Anstatt einen Comic im Arbeitsheft zu zeichnen dreht sie einen Stop-Motion-Film, stellt die Situation mit Lego dar oder schreibt ein paar Punch-Lines. Authentische positive Rückmeldungen und Förderung in der weiteren Umsetzung sind auch hier ratsam.

Win-Win-Situationen

Ein wichtiger Bestandteil des Trainings *VollControl* ist, den Jugendlichen zu ermutigen, Win-Win-Situationen entstehen zu lassen und das »Win-Win«-Denken in seinen Alltag zu integrieren. Der Ansatz wird von Stephen Covey (2020) geprägt. In seinem Buch *Die 7 Wege zur Effektivität: Prinzipien für persönlichen und beruflichen Erfolg* beschreibt er (neben beispielsweise den positiven Auswirkungen proaktivem Handelns, dem klaren Setzen von Zielen und Prioritäten, der Wichtigkeit empathischen Verhaltens und dem synergetischen Austausch von persönlichen Ressourcen) das Konzept von Win-Win-Situationen. Dabei geht es darum, ein Ergebnis, eine Lösung zu finden, mit der beide Seiten zufrieden sind und aus der alle einen Nutzen ziehen können. Dazu ist es wichtig, dass das Gegenüber als Verhandlungspartnerin respektiert wird und dessen Interessen und Vorstellungen berücksichtigt werden. Am Ende sollte ein Ergebnis stehen, aus denen beide Parteien einen Nutzen ziehen können. Anders als bei Lose-Win-, Lose-Lose- oder Win-Lose-Situationen können dadurch langfristige und nachhaltige Erfolge auf beiden Seiten entstehen (Covey, 2014; Fisher et al., 1997).

Das Herstellen von Win-Win-Situationen erfordert von dem Jugendlichen kooperative Kommunikationstechniken, Empathie und Selbstreflexion. Nicht immer kann von diesen Voraussetzungen ausgegangen werden. Dennoch verspricht ein Verdeutlichen dieser Konfliktbearbeitungsmöglichkeit Erfolge und zeigt Handlungsalternativen auf. Im Impulskontrolle-Training *VollControl* wird die Sensibilisierung, die Auswirkungen des eigenen Verhaltens auf die eigene Person und auf das Gegenüber verdeutlicht. Der Jugendliche soll sich fragen: Welche Auswirkungen hat eine bestimmte Handlungsweise auf mich und auf mein Gegenüber? Anschließend wird herausgearbeitet, in welcher Situation man eine positive Situation für beide Seiten schaffen konnte. Diese sogenannten Win-Win-Situationen sollten bei der Handlungsauswahl angestrebt werden. Anhand persönlicher Beispiele wird gemeinsam überlegt, welche Handlungsmöglichkeit eine bestimmte Situation zu einer Win-Win-Situation verändern könnte. Strukturiert und vereinfacht werden die Jugendlichen so zur Schaffung von Win-Win-Situationen animiert.

Beispiel

Reaktion	So fühle ich mich	So fühlen sich die anderen
Ich gehe weg.		
Ich sage meine Meinung.		
Ich beschimpfe den anderen.		
Ich schlage zu.		
Ich beruhige mich selbst …		
Ich atme tief durch und überlege, wie ich am besten reagieren soll.		
Ich mache etwas kaputt.		

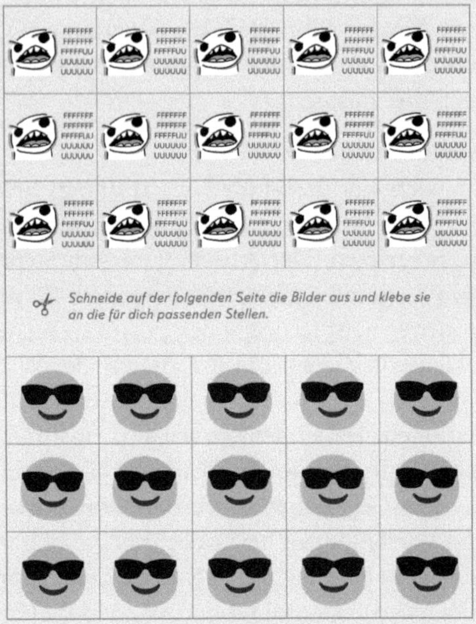
Schneide auf der folgenden Seite die Bilder aus und klebe sie an die für dich passenden Stellen.

Positives Denken und positive Erwartungshaltung

»Wunderbar! Bezaubernd!«
»Was findest du so bezaubernd?«, fragte Tommy.
»Mich«, sagte Pippi zufrieden.
Lindgren: Pippi Langstrumpf geht an Bord, S. 62

Am Tag macht sich ein Mensch im Durschnitt circa 60.000 Gedanken, es wird davon ausgegangen, dass lediglich 3 Prozent der Gedanken positiv sind. Vielmehr sind Menschen damit beschäftigt, darüber nachzudenken, was sie nicht erreichen konnten, was ihnen fehlt oder sie machen sich Sorgen. Gedanken können Kräfte und Energien freisetzen (Berger-Löwenstein, 2019).

Warum sich also nicht die Kraft positiver Gedanken zunutze machen? Auch beim Umgang mit Jugendlichen in der Impulskontrolle sollte diese nicht zu unterschätzende Möglichkeit genutzt werden. Hierbei gibt es verschiedene Dimensionen, die im *Voll-Control*-Training zum Tragen kommen:

- **Erfolge verdeutlichen und wertschätzen**
- **Positive Rückmeldungen geben**, egal ob Strategien angewendet werden, Ziele selbstständig aufgestellt oder erwünschtes Verhalten gezeigt wurden. Gerade für Jugendliche mit Problemen in der Impulskontrolle, welche häufig negative Rückmeldungen über ihr Verhalten erfahren, können Lob und Zuspruch positive Verhaltensweisen bestärken. Auch hier gilt wieder das richtige Maß der Dinge. Positive Rückmeldungen sollten ehrlich und authentisch sein.

- **Self-fullfilling Prophecy** (selbsterfüllende Prophezeiung). Damit beschreibt Robert K. Merton (1948) das soziale Phänomen des sich Erfüllens von Vorhersagen. Es analysiert Auswirkungen bestimmter Einstellungen und Handlungsweisen nach dem sogenannten Thomas-Theorem: »Wenn die Menschen Situationen als real definieren, sind sie in ihren Konsequenzen real.« Erwartungen und Verhalten sind damit positiv rückgekoppelt.
- Der **Pygmalion Effekt**, auch als Rosenthal-Effekt bekannt, der durch Rosenthal und Jakobson (1971) belegt wurde, besagt, dass die Erwartungen von Lehrkräften unmittelbar die Leistungen von Schülerinnen beeinflussen. Erwarteten Lehrkräfte Hochbegabung, so förderten sie die entsprechenden Kinder unbewusst dementsprechend, was wiederum tatsächlich zu Leistungssprüngen bei den Kindern führte. Rückmeldungen und ein positives emotionales Klima, dass die Anleiterin erschafft, sind dafür wesentlich.
- **Selbstvertrauen und Selbstwert fördern.** Die wenigsten Jugendlichen werden wohl so ein hohes Selbstvertrauen in sich und die eigenen Fähigkeiten wie Pippi Langstrumpf haben, deswegen liegt viel daran sie in Selbstwert und Selbstvertrauen zu stärken. Machen wir uns die oben genannten Effekte zu nutzen und erwarten das Potenzial der Jugendlichen ihre Impulskontrolle zu verbessern und glauben an den Erfolg von Therapie und Förderung.

Info

Maddux (2000) zeigte in Untersuchungen, dass Menschen, die an ihre Wirksamkeit und Fähigkeiten glauben, Probleme effizienter lösen, als Probanden mit niedrigem Vertrauen in die eigenen kognitiven Fähigkeiten.

Placeboeffekte und Erwartungshaltung

Methoden wirken meist besser, wenn man an deren Wirkung und Effekt glaubt. In der Medizin wurde zudem nachgewiesen, dass beispielsweise Tabletten ohne Wirkstoff eine psychologisch erwartete Wirkung erzielen. Doch nicht nur mit Medikamenten, sondern auch in psychotherapeutischen Settings und bei physischen Eingriffen wurde die Wirkung von Placeboeffekten bestätigt.

Der Wirkung von Placeboeffekten wird sich beispielsweise beim Benutzen des »Ignore-Buttons« bedient. Der Schüler soll sich auf einen Knopf am Arm drücken, wenn er das Verhalten von anderen ignorieren will, es ihm aber schwerfällt, seine Impulse zu kontrollieren. Neben dem Effekt des Ablenkens, der Aufmerksamkeitslenkung auf das Finden und Drücken des »Knopfes« in der Ellenbeuge und dem Drücken eines Akupressurpunkts kann sich hier auch (zusätzlich) dem Placeboeffekt zunutze gemacht werden. Die Praxis zeigte, dass sich Jugendliche innerhalb des Impulskontroll-Trainings erstaunlich gut auf diese Methode einließen.

Besonders wichtig für eine Placebowirkung ist eine positive Erwartungshaltung gegenüber der Behandlungsmethode. Nicht zuletzt wirkt sich eine positive Erwartungshaltung des Anleiters positiv auf die Erwartungshaltung der Jugendlichen aus. Geht der Anleiter selbst von einem Erfolg der gewählten Behandlungsmethoden aus, überträgt sich diese Erwartungshaltung auf die Jugendliche. Erwähnt werden muss an dieser Stelle, dass Placeboeffekte nicht bei allen wirken, es wird von ca. einem Drittel ausgegangen, bei dem Placebos wirksam sind (Bundesärztekammer, 2010). Innerhalb des Impulskontroll-Trainings sollte den Jugendlichen die Methode des »Ignore-Buttons« vorgestellt werden und auf den positiven Effekt bei vielen anderen Teilnehmerinnen verwiesen werden. Der Anleiter sollte sie ermutigen und auffordern, eine Woche lang die Methode auszuprobieren. Gleichzeitig sollte der Jugendlichen aber auch klar gemacht werden, dass sie auf andere Methoden ausweichen kann, wenn sie die Methode nicht hilfreich findet.

Exkurs • Akkupressurpunkte zur Beruhigung

Die traditionelle chinesische Medizin (TCM) bedient sich Akkupressurpunkten. Dabei wird davon ausgegangen, dass es im Körper Meridiane (Energiebahnen) gibt. Mit dem Druck oder leichtem Einmassieren mit den Fingerkuppen auf bestimmte Punkte sollen Blockaden gelöst und Selbstheilungskräfte aktiviert werden können. Die Anwendung kann als Zusatz zu schulmedizinischen Verfahren angewandt werden, um psychische sowie physische Beschwerden zu lindern (Gach & Hennig, 2005; Mildt, 2012).

Ohne Schmerzen zu verursachen sollten die Akkupressurpunkte 30 Sekunden bis 2 Minuten massiert, gedrückt oder geknetet werden.

Folgende Energiepunkte werden von Schlieske (2004) bei Shiatsu, dem japanischen Heilströmen, empfohlen:

- zur inneren Ruhe: Innenhand, Mitte des Daumenballens
- zur Unterstützung des Durchatmens: bei angewinkelten Ellenbogen in der Vertiefung vor dem Gelenkknochen nach innen hin

Hinsichtlich der Förderung der Impulskontrolle bei Jugendlichen muss sensibel abgewogen werden, inwiefern sich der Jugendliche offen für solch eine Methode zeigt.

7 Aufbau

Das Training ist in vier Einheiten à 45 Minuten gegliedert. Die Struktur des Programms orientiert sich an Kaufmanns (1965) Prozessmodell mit den dazugehörigen Interventionsmöglichkeiten. So soll die erste Sitzung darauf zielen, die eigenen Wahrnehmungsgewohnheiten zu verändern und Selbstbeobachtung zu erlernen. In der zweiten Sitzung liegt der Fokus darauf, Handlungsabläufe zu verstehen und Alternativen für aggressive Verhaltensweisen kennenzulernen. In der folgenden Sitzung sollen diese weiterentwickelt und geübt werden, dies dient dazu, Hemmungspotenziale zur eigenen Impulskontrolle zu verstärken. In der vierten und letzten Sitzung liegt der Fokus auf dem Verstehen der Wirksamkeit des eigenen Handelns und den damit zusammenhängenden Folgen und Konsequenzen für sich selbst und für das Gegenüber (Kaufmann, 1965).

Der Anfang und das Ende jeder Einheit sollen einem wiederkehrenden Ablauf nachgehen, um den Jugendlichen Struktur zu geben. Dieser Strukturierung im Hinblick auf einen gegliederten Aufbau sowie einer inneren Organisation oder Gliederung kommt bei der Arbeit mit verhaltensauffälligen Jugendlichen und Kindern besondere Bedeutung zu. Diese Teile orientieren sich an der Stärkung des Selbstwirksamkeitserlebens der Jugendlichen. Am Anfang jeder Sitzung sollen die Jugendlichen die letzte Woche selbstreflektieren und kritisch bewerten, wie sie ihre Ziele erreicht haben. Die Umsetzung der Ziele wird gemessen, indem jede Woche Prozent-Angaben auf einer Smartphone-Akku-Abbildung eingezeichnet werden. Dies bietet die Möglichkeit, den persönlichen Prozess zu überprüfen. Am Ende jeder Sitzung soll außerdem eine Art Tagebucheintrag in Form einer Nachricht geschrieben werden, um eine verbale Prozessbegleitung und Selbstreflexion zu ermöglichen und persönliche Ziele für die nächste Woche festzulegen (Petermann & Petermann, 2017).

Beispiel

Wie hast du dein Ziel von letzter Woche erreicht?

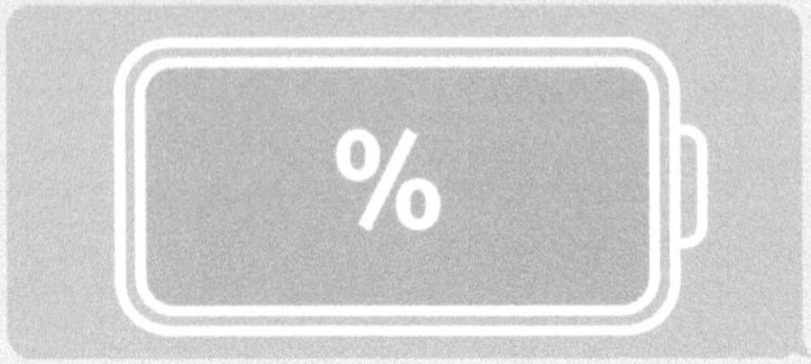

Zeichne ein, wie viel Prozent deines Ziels du erreicht hast.

7.1 Einheit 1: ControlSTART

Wichtig

Ziel: Innerhalb der Einheit erkennen die Jugendlichen die Bedeutung von Impulskontrolle und die Notwendigkeit für Interventionen und Präventionen. Durch die Beschreibung eigener Gefühle soll die Selbstwahrnehmung gestärkt werden. Ebenso wird die Aufgabe zur Selbstbeobachtung vorbereitet werden.

Ziel zu Beginn der Einheit ist das Kennenlernen der Anleiterin und des betreffenden Jugendlichen (bei einem bereits vertrauten Anleiter-Jugendlichen-Verhältnis kann dieser Teil dementsprechend angepasst werden). Vertrauen soll aufgebaut werden. Die Vorstellung der eigenen Person sowie die transparente Darstellung des Vorgehens, mit dem Hinweis darauf, dass Wünsche des Jugendlichen berücksichtigt werden können, und die Wirksamkeit der eigenen Mitarbeit, sollen eine vertrauensvolle Atmosphäre schaffen (Petermann & Petermann, 2012). Ebenfalls ist der Einstieg in das Thema »Impulskontrolle« notwendig. Hierbei soll der Jugendliche selbst erarbeiten, ob seine Impulsivität in Konflikten oder Problemen endet, und die Notwendigkeit für Veränderung dieses Verhaltens erkennen. Gleichzeitig soll eine Ermutigung gegeben werden, dass bestimmte Strategien helfen werden, das eigene Verhalten zu kontrollieren. Grundprinzipien des Programms sollten ebenfalls thematisiert werden.

Auch auf den Aspekt der Freiwilligkeit sollte eingegangen werden. In diesem Zug sollte dem Jugendlichen die Wichtigkeit seiner Mitarbeit verdeutlicht und auf die notwendige kontinuierliche Teilnahme verwiesen werden. Zur Bekräftigung dient eine Zustimmung per Unterschrift zur regelmäßigen Teilnahme am Programm. Bei einigen Jugendlichen kann die Vertragsunterzeichnung ein sensibler Punkt sein und aus Angst vor Misserfolgen, aus Angst, das Ziel nicht zu erreichen, kann es passieren, dass sie eine Unterzeichnung oder gegebenenfalls sogar eine Teilnahme am Programm verweigern. Sollte diese Abneigung oder diese Angst vor dem Eingehen von Verpflichtungen bekannt sein, muss die Anleiterin im Einzelfall abwägen, inwieweit der Vertragsabschluss wirklich sinnvoll ist oder ob dieser übersprungen werden kann.

Das Ankreuzen des Smileys auf einer Befindlichkeitsskala kann als erster Gesprächsanlass genutzt werden. Hinsichtlich der Ressourcenaktivierung wird zu Beginn des Programms auf persönliche Ressourcen und Schwächen des Jugendlichen eingegangen. Dies kann den Jugendlichen dabei unterstützen, von einer Defizitorientierung zu der Annahme zu kommen, dass mögliche Probleme oder Konflikte unter Nutzung seiner Stärken lösbar sind (Linderkamp et al., 2011).

Als Modellcharakter wird John erstmals eingeführt, der 13-Jährige Junge mit impulsiven Verhaltensweisen, der jedoch Strategien gelernt hat, um seine Impulse zu kontrollieren. Im weiteren Verlauf des Programms dient er als virtueller Kommunikationspartner und Vorbild, entsprechend dem Modelllernen nach Bandura (1979). Zur Vorstellung und Darstellung seiner Person dient ein Post aus sozialen Netzwerken.

Der Rap »VollControl« (von DobbleyouG feat. Nico) wird bis zum Refrain nach der ersten Strophe eingespielt. Nach Hören des Liedes soll analysiert werden, welche Probleme John gehabt haben könnte und wie er sich dabei fühlte. Anschließend soll auf Situationen eingegangen werden, die den Jugendlichen persönlich impulsiv werden lassen. Die Bewusstmachung, welche Auslöser für dieses Verhalten verantwortlich sind und wie diese sich auf den Jugendlichen persönlich auswirken, soll anhand der Seiten 7 und 8 im Arbeitsheft bearbeitet werden. Dabei dient ein Chat dazu, die Reaktionen und Verhaltensäußerungen in herausfordernden Situationen des Jugendlichen und die persönliche Erfolgswahrnehmung zu erfassen. Darauffolgend sollen problematische Situationen benannt werden. Dazu wird er gefragt, welche Situationen ihn zum »Ausrasten« bringen, in welchen Situationen er sich nicht mehr so gut unter Kontrolle hat. Die Selbstbeschreibung, was mit dem Jugendlichen in den jeweiligen kritischen Situationen passiert und wie sich dies anfühlt, soll schriftlich festgehalten werden. Die Beschreibung der Gefühle können in dem Körper angemalt oder beschriftet werden, angelehnt ist dies an die *Bodily maps of emotions* (Nummenmaa et al., 2013), in der eingezeichnet werden kann, in welchen Körperregionen sich welche Gefühle zeigen. Diese Übungen dienen zur Schulung der eigenen Wahrnehmung. Wie oben beschrieben, ist die Selbstwahrnehmung und Selbstbeobachtung eine wichtige Grundlage um die Impulskontrolle zu verbessern.

Danach soll auf die Notwendigkeit, die Ziele und den Ablauf des Programms eingegangen werden. Im Sinne der Selbstwirksamkeit ist es sinnvoll, dass der Jugendliche sein Ziel, was er mit dem Programm erreichen will, selbst setzt (Petermann & Petermann, 2017). Hinweise und richtungsweisende Anmerkungen durch den Anleiter können gegeben werden. Bezogen auf die zu erkennenden Auslöser soll für die darauffolgende Woche eine Selbstbeobachtungsaufgabe gestellt werden. Anhand eines Selbstbeobachtungsbogens soll der Jugendliche Situationen aufschreiben, in denen er sich selbst als impulsiv erlebt hat, wie er reagierte und was ausschlaggebend für diese Reaktion war

(Weiss et al., 2009). Besonders bei Verhaltensweisen, die von Außenstehenden nicht erfassbar sind, beispielsweise die Selbstverbalisation, bietet sich laut Reinecker (2005) die Möglichkeit aus einer Kombination aus Selbstbeobachtung und Ratingverfahren an.

Anschließend soll das System eines Computers gezeigt (vgl. Arbeitsheft S. 10) und erklärt werden. Ähnlich wie in diesem technischen System gibt es auch bei jedem Menschen Dinge, die er beeinflussen kann, und Dinge, die er nicht beeinflussen kann. Die verschiedenen Teile des Systems sollen als Reaktionsketten eines Konflikts beschriftet und im Anschluss darauf eingegangen werden, auf welche Teile wir persönlich Einfluss nehmen können und auf welche nicht. Dazu sollen die Teile des Systems markiert werden. Am Ende der Sitzung soll der Jugendliche klar formulieren, welches Ziel er am Ende des Programms erreichen möchte. Laut Reinecker (2005) ist es wichtig, dass die Ziele offen angegeben, konkret beschrieben und im Konsens von dem Jugendlichen und der durchführenden Person getroffen werden. In diesem Zusammenhang soll auch verschriftlicht werden, was den Jugendlichen weiterkommen lässt, also hilft, seine Ziele zu erreichen, und was dabei hinderlich sein könnte. Die Darstellung eines Posts aus sozialen Netzwerken dient der Aufstellung von einem Ziel für die nächste Woche. Für den Anleiter ist es wichtig, an dieser Stelle auf das Ziel der Selbstbeobachtung hinzuweisen, gegebenenfalls können auch zwei Ziele aufgestellt werden. Als Abschluss, der in jeder Sitzung wiederholt wird, dient ein Chat mit John, in dem der Jugendliche den Inhalt der Einheit und sein Verhalten während der Einheit reflektiert.

7.2 Einheit 2: ControlER

Wichtig

Ziel: Der Jugendlichen werden Handlungsabläufe, die zu Konflikten führen können, verdeutlicht. Als Möglichkeit des Umgangs überlegt sie sich Handlungsmöglichkeiten und versteht, dass sie die Möglichkeit zur Auswahl hat. Sie lernt die Selbstverbalisationstechnik kennen und ist in der Lage, das Prinzip der Technik anzuwenden, dazu wählt sie sich eine ControlCard für die kommende Woche aus.

Zu Beginn der zweiten Einheit soll die Jugendliche einen Smiley ankreuzen, der ihren derzeitigen Gefühlszustand beschreibt, und dies kurz begründen. Zur Darstellung wurden dazu bereits vertraute Icons von bekannten sozialen Medien verwendet. Die durchführende Person kann zum Vertrauensaufbau und Auflockerung der Situation auch beschreiben, welchen Smiley sie an dem entsprechenden Tag wählen würde. Danach wird der Selbstbeobachtungsbogen von letzter Woche begutachtet und die Jugendliche soll auf dem Akku eintragen, zu wie viel Prozent sie das Ziel erreicht hat oder die Aufgabe zur Selbstbeobachtung umsetzen konnte. Eine Rückmeldung durch die Anleiterin ist an dieser Stelle notwendig, um der Jugendlichen Orientierung zu geben (Petermann & Petermann, 2017). Nachdem die letzte Woche reflektiert wurde, sollen im Gespräch wichtige Auslöser für impulsives Verhalten aus dem Selbstbeobachtungsbogen herausgearbeitet werden. Wichtig ist es, diese zu erkennen, um rechtzeitig vorschnelles Handeln zu verhindern. Sogenannte Stimuli sind für das Auslösen des Problemverhaltens verantwortlich (Döpfner & Petermann, 2012). Anknüpfend an die »Auslöser« für impulsives Verhalten geht es darum, Handlungsabläufe zu verstehen. Verdeutlicht wird dies an dem Ablauf einer Explosion. Dazu wird anhand eines Comics (Arbeitsheft S. 16) eine Handlungskette herausgearbeitet. Alternativ können auch andere individuell an die Interessen der betroffenen Jugendlichen angepasste Szenen oder Filmausschnitte ausgewählt werden. Wie immer ist es auch hier sinnvoll, an die Interessen der Jugendlichen anzuknüpfen, um das Training bestmöglich attraktiv zu halten. Anschließend wird die Jugendliche dazu aufgefordert, einen Comic mit einer (vielleicht sogar persönlichen) Konfliktsituation zu zeichnen.

Es besteht die Möglichkeit, auf bedrohlich wahrgenommene Situationen entweder mit angemessener Selbstbehauptung, mit Vermeidung oder aggressiven beziehungsweise impulsiven Verhaltensweisen zu reagieren. Die Wahl der jeweiligen Handlung oder Reaktion ist von bestehenden Wahrnehmungsgewohnheiten geprägt (Petermann & Petermann, 2012). Um dies zu verdeutlichen, soll ein Konflikt aus dem Leben der Jugendlichen genommen werden und dessen Ablauf anhand des Verlaufs eines Weges dargestellt werden. Am Ende des Weges gibt es verschiedene Abzweigungen, in denen mögliche Strategien eingetragen werden. Anhand dessen wird überprüft, ob und wenn ja welche Strategien der Impulskontrolle oder Handlungssteuerung die Jugendliche bereits kennt und welche Ressourcen bestehen, an die man anknüpfen kann.

Im zweiten Teil der Sitzung stehen die Einführung der Selbstverbalisationstechnik sowie die Übung der Handhabung der ControlCards (Arbeitsheft S. 20 und Zusatzmaterial ControlCards) im Zentrum. Die Kärtchen werden gemeinsam begutachtet. Die Jugendliche soll sich äußern, welche ihr besonders gefällt und welche für sie persönlich wirksam sein könnte. Im *VollControl*-Rap wird in der zweiten Strophe ebenfalls beschrieben, wie der Modellcharakter John Karten zur Selbstkontrolle einsetzt. Die Vorstellung der Handlungen des Modellcharakters dienen zur Motivation zur eigenen Umsetzung der Strategie. Anhand des vorangegangenen Comicbeispiels wird überlegt, an welcher Stelle sich die jeweilige Person die ControlCard hätte zeigen können, um der impulsiven Handlung vorzubeugen. Als Aufgabe für die folgende Woche sollen sich die Jugendlichen eine ControlCard zeigen, wenn einer der thematisierten Auslöser auftritt. Dies kann anhand einer Strichlistenzählung auf dem Auswertungsbogen festgehalten werden. Die Selbstverbalisationstechnik wird von Petermann und Petermann (2012) als Möglichkeit zur Förderung der Impulskontrolle beschrieben. Die ControlCards verfolg das gleiche Prinzip, sie sind für Jugendliche altersgerecht gestaltet bzw. bieten kreativen Jugendlichen die Möglichkeit, ihre eigenen ControlCards zu entwerfen. Die Auswahl von Meme-Motiven greift auf bereits vertraute Darstellungen aus den sozialen Medien zurück. Die Motive laden zum Schmunzeln ein und sollen in entsprechenden kritischen Situationen den Determinationsprozess hinauszögern, um Zeit zu gewinnen, über eine geeignete Handlungsauswahl nachzudenken. Anhand der gewählten Sprüche wird die betreffende Jugendliche beruhigt beziehungsweise an eine entsprechende Strategie erinnert. Der Abschluss der Einheit erfolgt wie in der vorangegangenen Sitzung.

7.3 Einheit 3: ControlGAS

Wichtig

Ziel: Das Hemmungspotenzial wird verstärkt, indem der Jugendliche die Selbstverbalisationstechnik übt und weitere Strategien zur Impulskontrolle kennenlernt.

Am Anfang der dritten Einheit soll nach dem Einschätzen des derzeitigen Gefühlszustandes und der Zielerreichung reflektiert werden, inwiefern es in der letzten Woche Situationen gab, in denen der Jugendliche die ControlCards einsetzen konnte. Diese Aussagen werden analysiert. Falls der Jugendliche keine Situationen benennen kann, sollte den Ursachen dazu auf den Grund gegangen werden. Zwei neue persönlich kritische Situationen aus der letzten Woche sollten thematisiert und in das Ablaufschema auf Seite 24 im Arbeitsheft eingetragen werden. Der Jugendliche beschreibt, in welcher Situation er die Karte hätte einsetzten können. Dies dient einerseits zur Übung der Selbstverbalisationstechnik, andererseits zur Übertragung des Gelernten auf Alltagssituationen. Die anschließende Erstellung einer oder zweier persönlicher ControlCards, dient nicht nur der Motivation des Jugendlichen, sondern trägt auch zum Selbstwirksamkeitserleben des Jugendlichen bei. Durch das Erstellen eigener ControlCards wird dem Jugendlichen ein Raum gegeben, um kreativ zu werden und eigene Strategien zu bestärken. Häufig wissen die Jugendlichen selbst am besten, was sie in schwierigen Situationen beruhigen kann. Weiterhin fördert es die Medienkompetenz.

Wieder soll in der nächsten Woche gezählt werden, wie oft die ControlCards eingesetzt wurden. Dabei sollte auch thematisiert werden, was möglicherweise die Jugendlichen an der Umsetzung der Strategie hindern bzw. helfen könnte. Durch den Austausch über hemmende Faktoren wird überlegt, wie diese vermieden, verringert oder abgebaut werden können.

Im zweiten Teil der Einheit sollen weitere Strategien aufgeführt werden. So wird der »Ignore-Button« eingeführt. Ähnlich wie in sozialen Medien soll der Jugendliche die Möglichkeit erhalten, einen Knopf zu aktivieren, mit dessen Hilfe er die Aktionen anderer ignorieren kann. Dem Jugendlichen wird nach dieser Verbildlichung gezeigt, dass auch er an seinem Körper einen ähnlichen »Ignore-Button« aktivieren kann. Dieser befindet sich am Ellenbogen. In kritischen Situationen mit seinen Mitmenschen hat er nun die Möglichkeit, anstelle von möglichen impulsiven Handlungen den »Ignore-Button« zu drücken. Ähnlich wie die ControlCards soll dieser den Prozess zwischen Reiz und Handlung hinauszögern, um Handlungen zu überdenken bzw. keine impulsiven Handlungen durch Ignorieren der Auslöser zuzulassen. Angelehnt ist diese Methode an die »Stopp-Technik«, wobei das Kind angehalten wird, seine Hände in die Hose zu stecken, wenn es in eine Risikosituation gerät, in der es gewöhnlich handgreiflich werden würde (Hartke & Vrban, 2011). Der Jugendliche soll sich schließlich an Situationen der letzten Woche erinnern, in denen er den »Ignore-Button« hätte drücken können, und wird zur Verwendung dieser Strategie für die kommende Woche ermutigt.

Nach dem Einführen dieser Strategie wird erneut die zweite Strophe und erstmals die dritte Strophe des *VollControl*-Raps eingespielt. So können Strategien von John thematisiert und auf kleinen Zetteln festgehalten werden. Das Lied *Bleib ruhig* von Kontra K wird danach analysiert (Kontra K, 2015a). Der Rapper greift eine Reihe an Strategien auf, diese sollen mit dem Jugendlichen herausgearbeitet und verschriftlicht werden. Der eingängige Refrain soll dazu einladen, dass der Jugendliche sich in entsprechenden Situationen die Liedzeilen vorsagt. Passende ControlCards zum Text werden dem Jugendlichen gegeben. Wichtig ist hierbei anzumerken, dass Musikgeschmäcker sehr verschieden sein können, die Methode kann daher auch mit anderen Liedern umgesetzt werden. Die Strategien aus dem Lied werden herausgearbeitet, weiterhin können auch noch andere Strategien auf kleinen Karten hinzugelegt werden. Weitere Strategien sind beispielsweise: 7

- ein paarmal tief durchatmen
- sich selbst Stopp sagen
- auf andere Tätigkeit konzentrieren
- an etwas anderes (Schönes) denken
- etwas saures Essen
- Kaugummi kauen
- Beruhigungspunkte drücken
- eine Bewegungspause machen
- einen Comic/Manga kritzeln
- …

Die Auswahl der angebotenen Strategien sollte individuell an die Ressourcen des Jugendlichen anknüpfen. Der Kreativität sind hier keine Grenzen gesetzt. Bei der Auswahl der vorgegebenen Strategien wurde Wert darauf gelegt, dass diese schnell erlernbar und ressourcenarm umsetzbar sind. Der Jugendliche stellt nun ein Ranking der Strategien auf, dessen Umsetzung er sich am besten und wirkungsvollsten vorstellen kann. Der Abschluss erfolgt regulär wie in den vorangegangenen Sitzungen beschrieben.

7.4 Einheit 4: ControlGO

Wichtig

Ziel: Die Jugendliche ist sich über die Wirksamkeit des eigenen Handelns bewusst und versteht die Folgen und Konsequenzen des eigenen Handelns für sich selbst und für das Gegenüber.

Wie alle Sitzungen wird auch die letzte Einheit mit einem Rückblick auf die nächste Woche begonnen. Der Einstieg hat den gleichen Ablauf wie in den vorangegangenen Einheiten. Anschließend werden die Lieder wiederholt. Um die Wirksamkeit des eigenen Handelns und den damit zusammenhängenden Folgen und Konsequenzen für sich selbst und für das Gegenüber zu verstehen, werden Smileys bzw. Fuu-Bilder (bekannt aus sozialen Medien) zu den möglichen Folgen verschiedener Handlungsimpulse zugeordnet. Diese Aufgabe dient als Gesprächsanlass, um über langfristige und kurzfristige Konsequenzen zu sprechen. Anhand dessen soll analysiert werden, welchen Handlungsalternativen zwei Smileys zugeordnet wurden und somit eine Win-Win-Situation ergeben. Angelehnt ist diese Methode an das Harvard-Konzept, das darauf aufbaut, in Verhandlungssituationen Vorteile für beide Seiten zu suchen (Fisher et al., 1997; Covey, 2020. Daran anschließend wird überlegt, welche Win-Win-Situationen im Alltag der Jugendlichen geschaffen werden können. Eine Verbildlichung erfolgt mittels einfacher Schemata, in denen die positiven Ergebnisse des eigenen Handelns für sich und für das Gegenüber eingetragen werden. Der Jugendlichen soll verdeutlicht werden, dass nur sie ihr eigenes Handeln steuern kann und damit auch selbst die Verantwortung für Folgen und Konsequenzen des Handelns trägt.

Das erneute Abspielen des *VollControl*-Raps dient zur Bekräftigung der Wirksamkeit des eigenen Handelns – *Du kannst schaffen, was du willst*. Das Markieren der Strategien bewirkt, dass mögliche Handlungsalternativen in den entsprechenden Situationen wiederholt werden. In einer ausführlichen Reflexion beschreibt die Jugendliche, was ihr am meisten geholfen hat, wo es größere Probleme gab, woran noch gearbeitet werden muss. Um die Gedanken festzuhalten, sollen sie aufgeschrieben werden. Als Darstellung dienen dazu erneut die nach oben und nach unten gerichteten Daumen.

Mit einer Kreativaufgabe am Ende wird das Training zusammengefasst. Die Jugendliche kann entweder einen Rap schreiben oder einen Blog-Eintrag verfassen, in dem sie festhält, was sie gelernt hat und anderen Leuten mitgeben will, die selbst schnell die Kontrolle über ihre Impulse verlieren. Zum Abschluss soll neben der üblichen Reflexion der Einheit ein Ausblick auf Ziele für die kommende Zeit festgelegt werden. Um diese persönlich überprüfen zu können, erhält die Jugendliche einen Überprüfungsbogen, in dem sie die Erreichung ihres Ziels jeden Tag in Form eines Ratings eintragen kann (Zusatzmaterial). Alternativ kann auch weiter mit der Control-IT-Webseite gearbeitet werden. Im Sinne der Selbstwirksamkeit soll auf die Selbstverstärkung gesetzt werden, die weitgehend unabhängig von äußeren Bedingungen ist (Petermann & Petermann, 2012). Eine Zusammenarbeit mit den zuständigen Lehrkräften ist in diesem Fall notwendig, um die Jugendliche an die Umsetzung der Ziele bzw. an das Ausfüllen auch im Schulalltag zu erinnern. Dies soll langfristig die Erfolge des Trainings sichern. Zusätzlich reflektieren die Jugendliche und der Anleiter am Ende das Programm und die Arbeit. Zur Gesprächsanregung können Meme-Motive von Webseiten genutzt werden. Aus den Aussagen können Anleiter Verbesserungsmöglichkeiten für die Modifikation des Trainings gewinnen.

7.5 Motivationssteigernde Maßnahmen

Um die Motivation der Jugendlichen zu steigern kann es sehr hilfreich sein, auf ihre persönlichen Interessen während des Trainings einzugehen. Beispielsweise könnte der Jugendliche vor Beginn der Einheit einen Lieblingsrap oder eine Biografie seines Lieblingsmusikers vorstellen. Weitere Motivationsmöglichkeiten sind:

- Verstärkersystem einführen. Bei erfolgreicher Teilnahme am Projekt oder für eine Anzahl positiver Verhaltensäußerungen bekommt der Jugendliche einen Token, z. B. Smiley, Stern, Mikrofon, Chip. Hat er eine gewisse Anzahl erreicht, erhält er die vorher vereinbarte Belohnung. Beispiele für eine Belohnung sind:
  - gemeinsames Kickern, Brett- oder Kartenspiel
  - Gutschein für Medienzeit
  - Gutschein für einen Spaziergang während der Unterrichtszeit
  - Eis, Süßigkeiten, Pizza essen
  - gemeinsam backen
  - YouTube-Video ansehen
  - Ausflug unternehmen
- Die Jugendlichen bekommen Zeit, eigene Punchlines (Rapverse) zu schreiben und diese der Klasse vorzustellen.
- am Ende einer gelungenen Einheit etwas machen, was den Jugendlichen gefällt, z. B.: bestimmtes Spiel spielen, Quatschzeit anbieten, Musikvideo anschauen, rausgehen
- Bewegungsangebote oder Bewegungspausen einführen (ca. 5 Minuten). Danach kann wieder konzentrierter weitergearbeitet werden.
- Jemanden zu haben, der einem ungeteilt zuhört, ist für einige Jugendliche eine Besonderheit. Nehmen Sie sich die Zeit, um dem Jugendlichen zuzuhören. Lassen Sie ihn von seinen Interessen und Erlebnissen berichten. Hören Sie sich seine Probleme an. Sie müssen sie gar nicht kommentieren, hören Sie einfach nur aktiv zu und stellen Sie Nachfragen. Fünf Minuten persönliche Gesprächszeit unabhängig vom Training können manchmal wunderbare Türöffner werden.
- Zeit für Battle-Raps: Jugendliche dürfen sich auf einen Instrumental-Beat mit Worten »batteln« in Form von Reimen. Einzige Regel: keine Schimpfwörter und Beleidigungen!
- Spiele zum Trainieren von inhibitorischer Kontrolle:
  - Kommando Bimmberle: Der Anleiter gibt Kommandos, bei Kommando Bimmberle tippen alle schnell mit den Fingerspitzen auf den Tisch, bei Kommando Faust legen alle eine Faust auf den Tisch und bei Kommando Flach die flache Hand. Wird vor dem Auftrag nicht »Kommando« gesagt, müssen die Teilnehmenden in der verbleibenden Position verbleiben.
  - John Says: Ähnlich wie oben dürfen Aktionen nur ausgeführt werden, wenn »John says« davor gesagt wird.
  - Stopp-Tanz: Alle tanzen oder bewegen sich, wenn die Musik stoppt, müssen alle still stehen bleiben.
- Weitere Ideen gibt es in den Modulen in Kapitel 10.

7.6 Weiterarbeit nach Beendigung des Trainings

Nach dem die Einheiten des Trainings durchgeführt wurden, ist der Grundstein für Impulskontrolle gelegt. Strategien wurden erlernt und Auswirkungen persönlichen Handelns sollten bewusster sein. Dennoch ist es nach der Durchführung der vier Trainingseinheiten wichtig, das Training bzw. die Förderung der Impulskontrolle fortzuführen und die gelernten Strategien zu vertiefen, im besten Fall multiprofessionell. Dies beinhaltet, Konflikte zu besprechen und situativ die Jugendliche an die Strategien zu erinnern und ihre Umsetzung zu loben. Wenn eine Strategie nicht mehr die gewünschte Wirkung erzielt, kann es nötig werden, über Handlungsalternativen zu sprechen und eine andere auszuwählen. Das Lernen die eigenen Impulse besser zu kontrollieren ist ein Prozess und erfolgt nicht von jetzt auf gleich. Geduld, Reflexion und Flexibilität sind notwendig.

Es bietet sich an, bestehende tägliche Routinen der Verhaltensauswertung bzw. Reflexion fortzuführen. Dies kann die Jugendliche im besten Fall selbst umsetzen, vielleicht braucht sie aber auch Erinnerungshinweise oder feste Strukturen, die ihr Zeit dafür geben. Dabei hilft die Control-IT-Webseite, in der die Zielerreichung täglich eingetragen werden kann. Ebenso möglich ist der »Long-Term Control-IT-Bogen« aus dem Zusatzmaterial, der beispielsweise in das Hausaufgabenheft geklebt werden kann. Eine mindestens wöchentliche mündliche Auswertung der Selbstreflexion mit konstruktivem Feedback ist gewinnbringend in Bezug auf die Nachhaltigkeit. Regelmäßige Reflexionsgespräche mit der Jugendlichen und gegebenenfalls auch mit Sorge- und Fürsorgeberechtigten oder Eltern ist wichtig, um Rückfälle zu vermeiden.

Neben der Weiterarbeit mit der Jugendlichen gilt es, auch die Umgebung weiter auf ihre persönlichen Voraussetzungen auszurichten.

8 Schaffung eines förderlichen Systems

Ein Samen kann nur auf fruchtbarem Boden keimen.

Genauso verhält es sich mit der Förderung der Impulskontrolle. Die Förderung des betroffenen Jugendlichen zum Erlernen von Strategien zur Impulskontrolle stellt eine entscheidende Komponente dar. Wichtig ist, dass diese mit einer förderlichen Umgebung kombiniert wird. Damit die erlernten Strategien Frucht tragen können, ist es zum einem wichtig, dass der Jugendliche nach der Durchführung der Förderung weiter betreut wird, dass die Reflexion weiter ausgebaut wird und dass der Jugendliche in seiner Umgebung mit neu erlernten Verhaltensmustern bestärkt wird, Selbstwirksamkeit erfährt und in seiner Persönlichkeit angenommen wird. Zum anderen ist es nötig, dass die Umgebung, im besten Fall schon vor der Förderung, die Bedürfnisse und Ressourcen des betroffenen Jugendlichen berücksichtigt.

Hinzu kommt, dass auffällige impulsive Verhaltensweisen größtenteils nicht im luftleeren Raum entstehen. Wie bei einem Konflikt gehören zwei dazu: einmal der/die Jugendliche mit seinem individuellen Entwicklungsbedarf und ein Umfeld (Schule, Elternhaus, Peergroup etc.), das ihm Impulskontrolle abverlangt oder vielleicht sogar reizt, sei es bewusst oder unbewusst.

Die Schaffung einer angstfreien Lernumgebung, verlässliche und konstante Bezugspersonen, Struktur und Klarheit, Sicherheit, soziale Integration und das Erleben der Annahme der eigenen Persönlichkeit sind nur einige der Faktoren, die ein wesentlicher Bestandteil sind, auf der die Förderung der Impulskontrolle gut keimen kann. Leider sind besonders bei Jugendlichen mit Schwierigkeiten in der Impulskontrolle einige dieser Voraussetzungen nicht gegeben. Umso wichtiger sind eine umfassende Analyse der Umgebungsfaktoren und Kompensierung ungünstiger Gegebenheiten.

Analyse und Anpassung der Umgebung

Bei der Schaffung eines sicheren, angstfreien und entspannten Therapie- oder Fördersettings bzw. einer positiven Lernatmosphäre können folgende Fragen zur verbesserten Anpassung an die Jugendliche dienen. Diese Fragen sollten sich jedoch nicht nur im Rahmen des Trainingssettings gestellt werden, sondern dienen ebenso dazu, das System (Schule, Therapie, häusliches Umfeld) umfassend zu analysieren um präventive Maßnahmen zu ergreifen, damit Impulskontrollverluste weniger zum Tragen kommen.

- Ressourcen der Jugendlichen in den Fokus stellen
  - Was kann die Jugendliche gut?
  - Was bereitet ihr Freude?
  - Was möchte sie lernen?
  - Wo können diese Fähigkeiten in den verschiedenen Systemen integriert werden?

Tipp

Anmeldung in Vereinen, Arbeitsgemeinschaften, Interessengemeinschaften (z.B. Sportverein, Instrumentalunterricht, Band, Jugendclub, Programmierprojekte)

- Entspannung ermöglichen
  - Was entspannt die Jugendliche?
  - Braucht sie eher Ruhe oder Aktivität, um sich zu entspannen?
  - Wo können Freiräume zur Entspannung aktiv im Schullalltag, Therapiesetting und/oder zu Hause eingebaut werden?

Tipp

- Stressbewältigung durch Sport, Musik, Kunst
- Entspannungsgeschichten
- Gespräche anbieten
- Ablenkung durch verschiedene Freizeitaktivitäten
- Auszeit-Regelungen einbauen (Sanduhr oder Stoppuhr mit 3 bis 5 Minuten Pause darf jederzeit in Therapie oder Unterricht genommen werden)
- Raumwechsel, Einzelarbeit ermöglichen

- Soziale Integration fördern
  - Wie ist die Jugendliche in die Gruppe integriert?
  - Hat sie Freunde in der sozialen Gemeinschaft?
  - Wünscht sich die Jugendliche, mehr sozial integriert zu sein, oder möchte sie lieber für sich alleine sein?
  - Welche Strukturen können helfen, um die Jugendliche mehr zu integrieren?
  - In welchen gemeinschaftlichen Aktionen kann sie ihre Fähigkeiten einbringen, die von der Gruppe geschätzt werden?

Tipp

- kooperative Spiele (z. B. Gruppe muss gemeinsam eine Decke wenden, Gruppe muss gemeinsam einen Parkour bewältigen, Vertrauensübung, ein Partner führt die andere blind)
- kooperative Lernformen wählen (z. B. Expertenpuzzle, Aufgaben mit positiven Interdependenzen stellen)
- Partner- und Gruppenzusammenstellung gezielt vorgeben, Rollen verteilen
- der Jugendlichen leitende Funktionen übertragen
- Aktionen wählen, in die die Jugendliche ihre Fähigkeiten und Talente einbringen kann

- Projektarbeiten (Rap-Projekt, Werkstatt-Projekt, Zirkus-Projekt, Theatervorstellung etc.)
- Unterstützung bei der Suche von Freizeitaktivitäten bieten, z. B. Anmeldung in Vereinen und Gruppen

- Sicherheit bieten
  - Fühlt sich die Jugendliche wohl in ihrer Umgebung?
  - Prägen Ängste ihr Verhalten?
  - Wird auf Fehlverhalten mit angemessenen Konsequenzen reagiert?
  - Was bietet ihr Sicherheit?
  - Wird die Jugendliche in ihrer Umgebung angenommen?
  - Wird Gewalt in ihrer Umgebung angewendet?

Tipp

- klare, transparente Strukturen und Erwartungen können Sicherheit geben
- strukturierte Umgebung bieten
- konsequente, transparente Handlungsweisen aufzeigen
- Gesprächsanlässe bieten
- ggf. Erziehungsunterstützung aufbauen
- Zusammenarbeit mit Jugendamt bei Kindeswohlgefährdung
- geduldig an Zielen der Jugendlichen arbeiten

Zusammenarbeit mit den Eltern oder Sorge- und Fürsorgeberechtigten

Eine konstruktive Zusammenarbeit mit den Eltern oder Sorge- und Fürsorgeberechtigten kann sich positiv auf die Wirksamkeit des Trainings auswirken. Dazu empfiehlt es sich, im Hinblick von Selbstwirksamkeit und als Gesprächsöffner, den Einfluss der Eltern oder Sorge- und Fürsorgeberechtigten auf die Förderung verständlich zu machen bzw. auf ihr »Expertenwissen« hinsichtlich der Entwicklung ihres Kindes zu verweisen. Dieses ist wichtig für die Indikationsstellung.

Beratend sollte man auf Abläufe und Ursachen bei impulsiven Handlungen des Jugendlichen hinweisen, um Verständnis für die negativen Verhaltensweisen zu wecken. Die erlernten Strategien sollten erklärt und auch im familiären Umfeld auf deren Umsetzung geachtet werden. In bereits eskalierenden Momenten, sollten die Konflikte erst mit Abstand und Zeit thematisiert werden. Es empfiehlt sich impulsive Handlungen erst in einem ruhigen Moment zu reflektieren.

Ebenso ist darüber nachzudenken, inwiefern man eine routinierte Reflexion in der häuslichen Umgebung einführt und dieses ggf. auch an ein Belohnungssystem koppelt. Beispielsweise kann es für zehn gut bewältigte Situationen oder fünf Tage ohne »Ausraster« eine Belohnung geben. Hierfür ist es wichtig, die Ressourcen der einzelnen Jugendlichen zu beachten.

Beispiel • Ideen für altersangemessene Belohnungen

- Essen: Das Lieblingsessen wird gekocht, Süßigkeiten, Eis essen gehen, Lieblingsgetränk wird gekauft, gemeinsames Pizzabacken ...
- zusätzliche Medienzeit
- Sportaktivität: gemeinsame Radtour, Schwimmen gehen, Kletterhalleneintritt, Bowling
- Comic/Manga kaufen
- Der Jugendliche darf einen Film bestimmen.
- Kinobesuch
- Brettspiel spielen, Puzzle
- länger aufbleiben dürfen
- eine Stunde später nach Hause kommen dürfen
- ausschlafen dürfen
- Basteln oder Malen
- zusätzliches Taschengeld

Ebenso kann es wirksam sein, wenn nach der Schule, oder zu mindestens einmal pro Woche ein Blick auf die Erreichung der Ziele geworfen wird, um diese auch im häuslichen Bereich zu besprechen. Ein gutes Verhältnis zwischen Jugendlichen und den Eltern oder Sorge -und Fürsorgeberechtigte ist dafür nötig.

Negative Konsequenzen. Bei notwendigen negativen Konsequenzen bei klaren Regelverstößen und/oder Grenzüberschreitungen sollte darauf geachtet werden, dass diese nach Ankündigung auch konsequent durchgesetzt werden. Insgesamt ist aber zu erwähnen, dass kontinuierliche Bestrafungen keine geeignete Möglichkeit zur langfristigen Verhaltensveränderung sind und mit diesen »sparsam« umgegangen werden muss. Klare, transparente Handlungsmuster sollten auf jeden Fall dem Jugendlichen vorab mitgeteilt werden.

Am besten bietet sich ein Gespräch mit den Eltern oder Sorge -und Fürsorgeberechtigte an. Alternativ oder zusätzlich können die schriftlichen Informationen für Eltern oder Sorge- und Fürsorgeberechtigte (im Anhang) ausgehändigt werden. Ein kooperativer Austausch vor und nach der Durchführung des Trainings zwischen Anleiterin und Eltern oder Sorge- und Fürsorgeberechtigte ist empfehlenswert. Manchmal kommt es jedoch auch vor, dass die Arbeit mit den Eltern sehr herausfordernd ist und Unterstützung seitens des Elternhauses fehlt – dennoch ist es einen Versuch wert, offen und vorurteilsfrei die erste Kooperation anzustoßen.

Multiprofessionelle Zusammenarbeit

Neben der Zusammenarbeit mit den Eltern wirkt sich eine multiprofessionelle Zusammenarbeit besonders positiv auf die Wirksamkeit des Trainings aus. Mehrfach arbeiten die verschiedenen Systeme, angefangen von Schule, Therapien, Freizeiteinrichtungen bis hin zum Elternhaus oder Wohngruppe, an ähnlichen Schwerpunkten, doch häufig mit verschiedenen Mitteln. Durch mehr Vernetzung kann ein zielgerichteteres Arbeiten erreicht und verschiedene Kompetenzen genutzt werden.

Tipp

- Initiieren Sie Unterstützerkreise und arbeiten Sie kooperativ an gemeinsam abgesprochenen Förderzielen.
- Einigen Sie sich auf Regeln, Grenzen, Belohnungen und Konsequenzen.
- Sprechen Sie darüber, welches Verhalten Sie von dem Jugendlichen erwarten. So können persönliche Wahrnehmungen abgeglichen und gegebenenfalls relativiert werden.

Schaffung angenehmer Beratungssituationen

Jeder möchte ernst genommen werden. Jeder hat eine spezielle Expertise und besondere Fähigkeiten. Im Zuge des *VollControl*-Trainings ist es wahrscheinlich, dass es zu verschiedenen Beratungssituationen kommen wird, in denen die beteiligten Personen im gegenseitigen Austausch voneinander profitieren können.

Vielleicht möchten die Eltern oder Lehrkräfte über das Behandlungsverfahren aufgeklärt werden. Vielleicht ist jemand im Umgang mit dem Jugendlichen verzweifelt, vielleicht sucht jemand nach Tipps, wie er oder sie Impulskontrolle fördern kann. Aber auch der Jugendliche selbst wird im Rahmen des Trainings beraten.

Alle Beratungssituationen haben gemeinsam, dass sie in einem geschützten und vertraulichen Rahmen stattfinden sollen. Ein hilfreicher Weg, um eine angenehme und wirkungsvolle Beratungssituation zu erzeugen, ist, sich an die Grundprinzipien Rogers (2007) zu orientieren. Diese sind Akzeptanz, Empathie und Kongruenz. Nach Tausch (2007) wurden wesentlich bessere Ergebnisse am Ende von Psychotherapien messbar, wenn diese drei Grundhaltungen bei Therapeuten durch die Klientinnen wahrgenommen werden konnten.

Empathie bezeichnet »einfühlendes Verstehen« (Mutzeck, 2008). Dabei geht es nach Tausch und Tausch (1990) darum zum einen zu versuchen, die »innere Welt« der anderen Person sensibel wahrzunehmen und sich zu fragen, was sie bei den entsprechenden Äußerungen fühlen könnte. Zum anderen geht es darum, verstandene oder wahrgenommene Gefühle mitzuteilen, z. B. zu spiegeln oder zu paraphrasieren. Wichtig ist, dies wertfrei zu äußern.

Akzeptanz ist bedingungsfrei. Laut Tausch (2007) ist Akzeptanz gekennzeichnet durch Wertschätzung, Achtung und Respekt. Es ist nicht entscheidend, was die Person gerade macht, sondern sie wird als Gesprächspartner anerkannt und angenommen. Dadurch können Ressourcen mobilisiert werden.

Kongruenz bedeutet, dass die Beraterin sich selbst ihrer eigenen Gefühle bewusst sein sollte und diese für sie zugänglich sind. Nur so kann sie diese auch dem Gegenüber mitteilen. Kongruenz meint somit, ehrlich und echt seine Gefühle teilen, man muss sich nicht verstellen. So kann wechselseitiges Vertrauen aufgebaut werden (Tausch & Tausch, 1990).

Gesprächsführungselemente

Mutzeck (2008) stellte sechs Gesprächsführungselemente zusammen, die in der kooperativen Beratung Beachtung finden. Dazu zählen:

(1) direktes persönliches Ansprechen
(2) Anteilnahme zeigen, aktives Zuhören
(3) Konkretisieren
(4) Dialogkonsens (Zusammenfassung des Gehörten mit Bitte um Korrektur, mögliche eigene Vermutungen können als Frage wiedergegeben werden)
(5) Ansprechen von Gedanken
(6) Verbalisieren von Gefühlen

Mutzeck (2008) veröffentlichte einen gut strukturierten und hilfreichen Gesprächsleitfaden für die kooperative Beratung. Speziell bei Schwierigkeiten in der Impulskontrolle geht es nicht darum, irgendeinem Akteur des Systems die Schuld zu zuweisen. Konstruktiv und am besten kooperativ muss gemeinsam beraten werden. Im Zentrum stehen die Fragen:

- Wie wird die Situation, das Verhalten des Jugendlichen wahrgenommen?
- Welche Ressourcen hat der Jugendliche? Und welche können das Verhalten kompensieren?
- Was sind die die Auslöser für eventuelles impulsives Verhalten? In welchen Situationen tritt das Verhalten auf?
- Welche Strategien und Handlungsalternativen können erlernt und geübt werden?
- Wie können die verschiedenen Akteurinnen den Jugendlichen unterstützen?
- Wie kann der Jugendliche im Training der Impulskontrolle unterstützt werden?
- Wie kann an einem langfristigen Erfolg gearbeitet werden?

Feedback und Reflexionsphasen nehmen im gesamten *VollControl*-Training einen wichtigen Stellenwert ein. Die folgenden Grundregeln von Methner et al. (2013) sollten dabei beachtet werden.

Wichtig • Grundregeln des Feedbacks

(1) positive Aspekte vor negativen benennen
(2) Dinge konkret benennen
(3) Vermeiden von Bewertungen
(4) Alternativen aufzeigen
(5) Wertschätzung

(Methner et al., 2013)

9 Evaluation

Zur Verbesserung der Impulskontrolle wurde in *VollControl* auf bereits umfassend evaluierte Methoden und Strategien zurückgegriffen. Die Inhalte wurden an dem *Training mit aggressiven Kindern* von Petermann und Petermann (2012) und dessen Evaluationen (Petermann et al., 2007) angelehnt und für Jugendliche weiterentwickelt.

Selbstreflexion ist ein fester Bestandteil in verschiedensten Trainingsmanualen und trägt entscheidend zur selbstgesteuerten persönlichen Weiterentwicklung bei (Greif, 2008).

Besonders die Methode der Selbstverbalisation wurde in der Vergangenheit umfassend erforscht und erzielte folgende Ergebnisse: Meichenbaum (1979) stellte fest, dass impulsive und aggressive Kinder kaum Selbstgespräche führen und damit die Möglichkeit, ihr eigenes Verhalten zu steuern, nicht nutzen. Besonders bei Jugendlichen im Alter von 11 bis 13 Jahren zeigten Selbstinstruktionstrainings mit einer Effektstärke von 0.92 eine hohe Wirksamkeit (Durlak et al., 1991).

Um konkreter die Wirksamkeit des Förderprogramms *VollControl* zu überprüfen, wurde eine Wirksamkeitsstudie *VollControl (1)* mit freundlicher Unterstützung von Frau Prof. Dr. Ulrike Petermann angeregt und angelegt.

Methodisches Vorgehen

2018–2019 wurde eine erste Wirksamkeitsstudie durchgeführt. Dazu wurden zur Selbsteinschätzung die *Schülereinschätzliste für Sozial- und Lernverhalten* (SSL; Petermann & Petermann, 2014) und zur Fremdeinschätzung die *Lehrereinschätzliste für Sozial- und Lernverhalten* (LSL; Petermann & Petermann, 2013) und die Impulsivitätsskala aus dem *ADHS-KJ* (Petermann & Petermann, 2019) eingesetzt.

Die Studie wurde an Integrativen Sekundarschulen, Gesamtschulen und Schulen mit den Förderschwerpunkten emotionale und soziale Entwicklung, Lernen, Autismus und Geistige Entwicklung in Sachsen und Berlin von Lehrkräften und Referendarinnen durchgeführt. Um eine größere Stichprobe zu erzielen, wurde sich für eine Effektkontrolle in Gruppendurchführungen entschieden. Eine qualitative Auswertung der Feedbacks von Durchführungen der Förderung in Einzelsituationen zeigte jedoch, dass die Förderung in Eins-zu-Eins-Situationen effektiver ist, da sich die Jugendlichen besser öffnen und eine ruhigere Arbeitsatmosphäre gegeben ist. Anzumerken ist, dass die Ergebnisse hinsichtlich der geringen Stichprobe (vor allem in der Kontrollgruppe gab es große Ausfälle) wegen ausgefallener Förderungen und Testungen aufgrund der Corona-Pandemie und üblichen schulischen Rahmenbedingungen, wie Fehlzeiten, Verweigerung der Testung, Ungültigkeit von Tests, Ausflüge und Krankheit von Lehrpersonen nur als Tendenz (positiv) gewertet werden können. Einige Skalen erzielten keine signifikanten Werte und zukünftig wäre eine größer angelegte Wirksamkeitsstudie wünschenswert.

An der Durchführung von weiterführenden Forschungen bezüglich der Wirksamkeit von *VollControl* Interessierte können sich gerne an VollControlWirksamkeitsstudie@gmx.de melden.

Forschungsdesign

Um die Wirksamkeit des Programms *VollControl* zu testen, wurde folgendes Forschungsdesign erstellt:

Für die Interventionsgruppe als auch die Kontrollgruppe sollte jeweils mindestens von einer Stichprobe n = 30 Teilnehmer:innen ausgegangen werden. Das Testdesign ist in den Abbildungen 9.1 und 9.2 dargestellt.

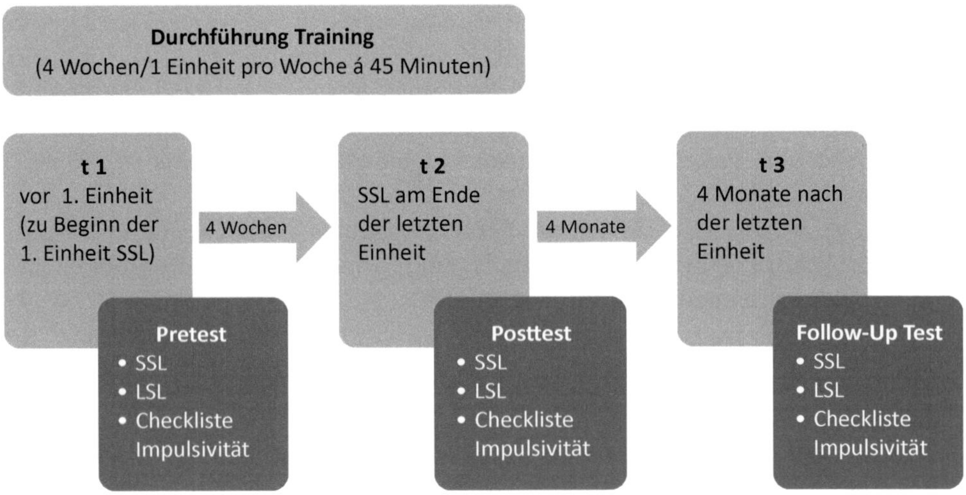

Abbildung 9.1 Testdesign der Interventionsgruppe (IG)

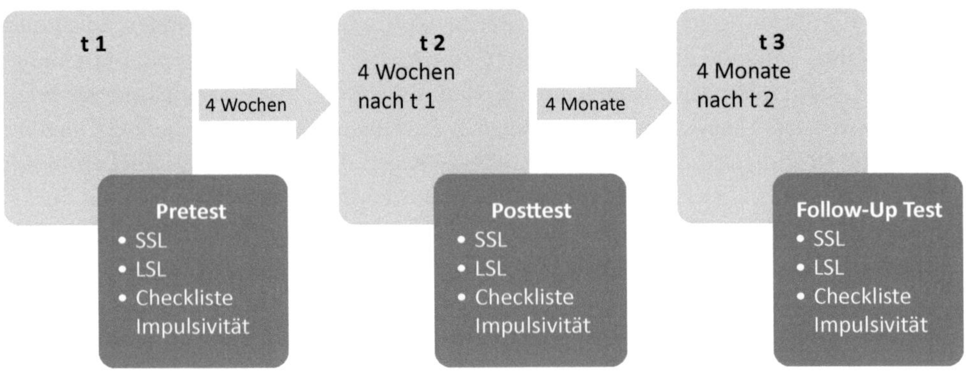

Abbildung 9.2 Testdesign der Kontrollgruppe (KG), für die keine Intervention erfolgte

Ergebnisse

- Langfristige Auswirkung auf Impulsivitätsskala zwischen t1 und t3: signifikantes Ergebnis mit einer Effektstärke von d = 0,51.

Impulsivitätsskala		t1-t2	MW t1-t2		t1-t3	MW t1-t3	d
	n = 31	p = 0,56, n.s.	0,19355	n = 27	p = 0,011	0,92	0,51

positive Mittelwertdifferenz = besser geworden

Es zeigte sich damit, dass die Pädagog:innen auch langfristig eine Verbesserung hinsichtlich der Impulsivität der Jugendlichen einschätzten. So schneiden die Jugendlichen im Follow-up signifikant besser ab als zum Zeitpunkt der Pre-Testung.

- Auf der LSL (Lehrereinschätzliste) ergaben sich auf den Skalen »Selbstwahrnehmung« und »Sozialkontakt« zwischen t1 und t2 eine signifikante Verbesserung. Es zeigten sich zwischen t1 und t2 positive Tendenzen in allen Skalen und zwischen t1 und t3 positive Tendenzen auf allen Skalen außer Kooperationsbereitschaft.
- Die Selbsteinschätzung der Schüler:innen im SSL nach Durchführung der Förderung ist besser als die Fremdeinschätzung der Lehrkräfte. Dabei sind besonders die Skalen »Einfühlungsvermögen« (p = 0,019), »Selbstbehauptung« (p = 0,010) und »Sozialverhalten« (p = 0,005) hervorzuheben, in der sich die Schüler:innen zwischen t1 und t2 signifikant besser einschätzten. In allen Skalen (Selbstwahrnehmung, Selbstkontrolle, Einfühlungsvermögen, Selbstbehauptung, Sozialkontakt, Sozialverhalten) bis auf »Kooperation« (p = 0,33) schätzen sich die Schüler:innen tendenziell besser ein. Auch im Vergleich zur Kontrollgruppe, die sich bis auf Kooperation (t1-3) tendenziell zu allen Testzeitpunkten schlechter einschätzte.

9

Tabelle 9.1 Ergebnisse SSL der Interventions- und Kontrollgruppe

	Interventionsgruppe (IG)				Kontrollgruppe (KG)	
Skalen des SSL	**n t1–t2**	**MW t1–2**	**n t1–t3**	**MW t1–t3**	**n t1–t2**	**MW t1–2**
Kooperation	37	−0,78	21	−0,1	22	0,441
Selbstwahrnehmung	37	−0,72	21	0,05	22	0,4227
Selbstkontrolle	37	−0,44	21	−0,43	22	1
Einfühlungsvermögen	36	−0,86	21	−1,57	21	1,33
Selbstbehauptung	37	−1,13	21	−3,8	22	0,309
Sozialkontakt	37	−0,72	21	−0,13	22	1,609
Sozialverhalten	37	−6,997	21	−2,61429	21	5,566

Negative Mittelwertdifferenz = besser geworden

- Insgesamt zeigte sich qualitativ bei den Jugendlichen eine Sensibilisierung für Probleme in der Impulskontrolle, die Reflexionsfähigkeit wurde differenzierter. Anhand der persönlichen Zieleinschätzungen in jeder Woche (am Anfang der Förderung gaben sie häufig 0–20% an, ab Woche 3 häufiger über 50%) konnte man sehen, dass sie Selbstwirksamkeit erlebten.

Schlussfolgerungen

Modifikationen, die sich nach Durchführung der ersten Studienphase und Evaluation ergeben haben:

- Es zeigte sich, dass die Fortführung der Reflexion nach Förderung häufig nicht ausreichend umgesetzt wurde. Um die fortführende Selbstreflexion nach Erlernen der Strategien auszubauen, wurde eine digitale Form der Auswertung entwickelt (Control-IT-Webseite), die die Schüler motiviert, sich in regelmäßigen Abständen selbst einzuschätzen, und die mit der anleitenden Person eine kontinuierliche Überprüfung ermöglicht.
- Es erwies sich als hilfreich, wenn eine vertraute Lehrperson das Programm durchführte.
- Die Schaffung eines förderlichen Systems wurde nach der Evaluation mehr in den Fokus gerückt.
- Elternarbeit wurde hinzugefügt.
- Weitere alternative Ansätze zur Förderung der Impulskontrolle wurden im Trainingsmanual hinzugefügt.

Mit diesen Modifikationen ist davon auszugehen, dass sich die Effekte positiv entwickeln.

10 Impulskontrolle in der Schule fördern

In der Schule gibt es zahlreiche Situationen, in denen Impulskontrolle notwendig wird. Nicht reinrufen, ruhig mit dem Arbeiten beginnen, seine Mitschülerinnen und Lehrkräfte akzeptieren, sich auf dem Pausenhof an die Spielregeln halten, im Klassenrat andere Meinungen akzeptieren und im Musikunterricht erst auf dem Schlagzeug spielen, wenn es erlaubt wird – das sind nur einige Ereignisse, die Jugendliche mit Schwierigkeiten in der Impulskontrolle herausfordern. Nicht selten kommt es bei Missachtung der geltenden Normen, Ruhe und Disziplin zu negativen Rückmeldungen durch Lehrkräfte.

Fallbeispiel

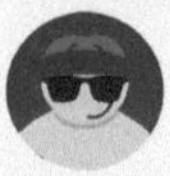

John bekommt wie auch seine Mitschüler den neuen Arbeitsplan auf den Platz gelegt. Er liest sich die Überschrift »Will-Future« und denkt sich »Was soll das denn? Bestimmt wieder so ein Grammatikmist, den ich sowie so nicht versteh'«. Er wagt nochmal einen Blick darauf: »Ach, keine Ahnung mit was ich jetzt anfangen soll«, und beginnt auf dem Blatt herumzukritzeln. Nach einer Zeit kommt die Lehrkraft und schimpft, warum er denn noch nicht angefangen habe. Sie möchte ihm das Blatt wegnehmen, damit er aufhört zu kritzeln. John ärgert sich und murmelt etwas von »Ich will das nicht machen« und lässt nicht mehr mit sich reden.

Aktuell gibt es den Trend zu offenen Unterrichtsformen. Besonders im Hinblick auf den Ausbau der Inklusion bietet dies die Möglichkeit, differenzierter und individueller zu unterrichten. Die Schülerinnen werden mehr gefordert, ihr Lernen selbst zu planen, zu steuern und zu überwachen. Viele Kinder und Jugendliche profitieren von dieser Unterrichtsform und können sich im eigenen Tempo weiterentwickeln, nebenbei lernen sie wichtige soziale und kognitive Kompetenzen. Schülerinnen mit Problemen in der Impulskontrolle stellt die Möglichkeit, selbstverantwortlich den Lernprozess zu steuern, hingegen vor neue Herausforderungen, zeitweise führt das auch zu Frustration und impulsiven Verhaltensweisen, die dann wiederum das Lernen der Mitschüler stören können. Das Fallbeispiel oben zeigt, wie der Schüler bereits überfordert ist mit der Planung, wie er seinen Arbeitsprozess beginnen soll. Er kann seine Aufmerksamkeit nicht bündeln und sich nicht zum Anfangen zu Bearbeitung der Aufgaben motivieren. John folgt seinem ersten Impuls, lenkt sich ab und kritzelt.

Ein Defizit in den exekutiven Funktionen behindert oft die korrekte Umsetzung dieser freien Unterrichtsformen, im Fallbeispiel der selbstständigen Arbeitsweise am Arbeitsplan. Es scheint, dass die betroffenen Schülerinnen von Frontalunterricht, in dem die Lehrkraft jeden Lernschritt genau fordert, entlastet werden (Brunsting, 2019).

Nun kann es nicht das Ziel sein, zum kompletten Frontalunterricht zurückzukehren. Dennoch müssen die betroffenen Schüler:innen engmaschiger unterstützt und in der Strukturierung ihres Arbeitsprozesses begleitet werden. Klare, kleinschrittige Arbeitspläne sowie Unterstützung durch personelle Ressourcen und zeitnahes Feedback zu erledigten Aufgaben, verbunden mit Motivation zur Weiterarbeit sollten gegeben sein. Dies entlastet sie einmal in der Handlungssteuerung und bietet mehr Freiraum zur Nutzung inhibitorischer Funktionen, beispielsweise der gezielten Aufmerksamkeitslenkung auf die Aufgabe, was nötig ist, um erst einmal mit der Aufgabe zu beginnen.

Tipp • Förderung der Impulskontrolle in der Schule

- Strukturierung
- Lebensweltbezug
- Sinnhaftigkeit
- Transparenz
- kooperative Phasen
- Verhaltensspiegelung und Auswertung
- Reflexionsphasen
- klare Regeln
- Belohnungen
- zeitweise personelle Unterstützung in Phasen des selbstständigen Arbeitens

Beispiel • Arbeitsplan Englisch

		Check? ☺ ☹
1. Goal	I start on my own.	
2. Goal	I can understand the rap.	
3. Goal	I can write what I will do in the future.	

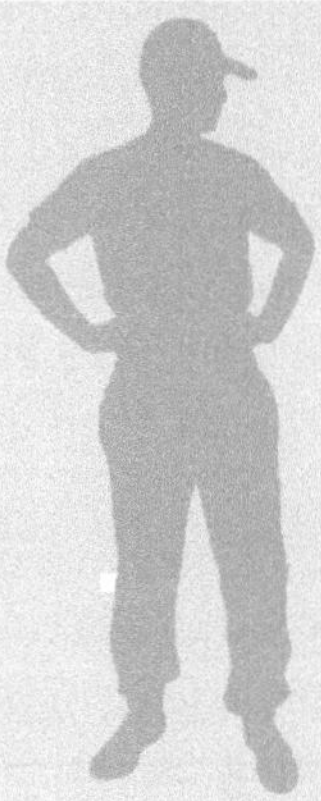

I'll be where I wanna be (Will-Future)
I Can (Nas)
I know I can
Be what I wanna be
If I work hard at it
I'll be where I wanna be
I know I can (I know I can)
Be what I wanna be (be what I wanna be)
If I work hard at it (If I work hard it)
I'll be where I wanna be (I'll be where I wanna be)

		Where?	Check? 🙁 😎
	Tidy up your place and get ready for work.		
1.	Read the goals for this lesson.		
2.	Listen to the song.		
3.	Read the lyrics 2 times.	Worksheet (AB)	
4.	Answer the questions in your excercise book: (a) What is Nas the message in the song? (b) What do you want to be when you are grown up? (c) How could you work to achieve your goal? (d) Do you think you can reach everything if you really want it?	Exercise book	
Short 5 min break with an English song of your choice or movement break.			
Introduction: Will-Future		Smartboard	
5.	Mark the will-future forms in the songtext.	Worksheet (AB)	
6.	Write a message where you will be in the future.	Worksheet (AB)	
7.	Present your result to a partner.	Group corner	
8.	Show it a teacher for FEEDBACK.		
9.	Could you reach your goals? Schätze ein, wie du die Ziele heute erreichen konntest.	Worksheet (AB) / Control-IT-Bogen	
Time left?	GAME TIME What was your highscore? ☺	Game table	

Neben der aktuellen Relevanz und dem Zugang auf verschiedenen Kanälen (Rap hören, Lesen, Bearbeiten, Interpretieren) bietet der Inhalt die Möglichkeit, ein Grammatikthema zu bearbeiten. Anhand des Inhalts werden die Selbstverstärkung und Motivation an eigenen Themen gefördert. Mithilfe eines klar strukturierten Arbeitsplans erhält der Jugendliche in diesem Beispiel Zugang zu für ihn relevante Themen. Individuell ist selbstverständlich abzugleichen, was relevante und interessante Themen für die Jugendlichen sind.

Auch ein schriftlicher Tagesablaufbahn und Stundenablaufpläne kann Schüler:innen in der Handlungsplanung entlasten und hilft, sich schon vorher auf neue Situationen, Themen und Methoden einzustellen. Somit bleibt mehr Platz für inhibitorische Kontrolle und das Wählen geeigneter Handlungsstrategien.

Gruppenarbeit. Gruppensituationen können sehr herausfordernd sein für Kinder und Jugendliche mit Schwierigkeiten in der Impulskontrolle. Diese Situationen fordern viel Selbstkontrolle und es gibt eine Reihe von unvorhersehbaren sozialen Situationen, die spontanes und flexibles Handeln erfordern. Klar vorgegebene Rollenverteilung, kleinschrittige Arbeitsaufträge und vorgegebene Aufgaben mit positiven Interdependenzen können hier Entlastung in sozialen Situationen bieten. Es empfiehlt sich, kleinschrittig an einer Entwicklung der Gruppenarbeit zu arbeiten: zuerst mit nur einem Partner, kleine, klare, einfachere Aufgaben mit viel Vorstrukturierung, kurze Gruppensequenzen bis zur schrittweisen Verlängerung der Sequenzen und Vergrößerung der Gruppenteilnehmer. Klare Gruppenregeln mit verbundenen Belohnungen und Konsequenzen sind notwendig. Die Impulskontrolle wird trainiert, indem das Verhalten anschließend reflektiert wird. Der Abgleich von Selbstwahrnehmung und Fremdeinschätzung durch Gruppenmitglieder und der Lehrkraft als äußere Beobachterin ist vielversprechend. Gruppenarbeiten bieten also, bei passgenauer Umsetzung und Vorstrukturierung, eine sehr gute Möglichkeit, um die Impulskontrolle zu trainieren. Häufig klappt das bei Mitschülern besser als in der Zusammenarbeit bei Erwachsenen. Grund dafür ist, dass die Peer-Group in dieser Lebensphase sehr bedeutend für den einzelnen Jugendlichen ist. Wie immer ist auch in der Gruppenarbeit die richtige Balance zwischen Forderung bei gleichzeitiger Nicht-Überforderung entscheidend.

Bewegung. In Studien wurde belegt, wie wichtig Bewegungspausen und ausreichend Sportangebote für die Inhibition und exekutive Funktionen sind (Kubesch et al., 2009). Bereits nach 30 Minuten Sportunterricht mit dem Schwerpunkt Koordination können Schülerinnen beispielsweise Störreize besser ausblenden. Zudem ermöglicht der Rahmen von sportlichen Aktivitäten und Spielen viele Möglichkeiten, Impulskontrolle zu trainieren: abwarten, bis man an der Reihe ist, Teamsituationen aushalten, Niederlagen verkraften etc. Häufig lassen sich auch in diesem Rahmen Ressourcen aktivieren und Selbstwirksamkeit erleben.

Tipp

Eine Sanduhr oder Stoppuhr (3 oder 5 Minuten) und eine Kiste mit Bewegungsangeboten terminiert und strukturiert Bewegungsangebote, die sich der Jugendliche nehmen kann oder auch aufgefordert wird, sich diese zu nehmen.

Eine Unterrichtsstunde ist oft schnell vorbei, der Lehrplan vollgepackt mit zu erlernenden Kompetenzen und Lerninhalten und nebenbei der tägliche Ablauf zu organisieren. Häufig fehlt dann die Zeit zur Umsetzung von Fördermaßnahmen. Bei Schwierigkeiten in der Impulskontrolle ist es aber durchaus problematisch, die Förderung zu ignorieren. Für die betroffenen Jugendlichen steht diese nämlich in engem Zusammenhang mit dem persönlichen Lernerfolg. Es zahlt sich also aus, täglich etwas Zeit für Zielaufstellung und Selbstreflexion (vgl. Kap. 6) einzuplanen. Mittlerweile gibt es auch digitale Tools (z. B. Control-IT-Webseite: www.control-it-reflexion.de), die dies zeitökonomisch und ohne Materialvorbereitung für die Jugendlichen motivierend ermöglichen. Ressourcenaktivierung und das Erleben von Selbstwirksamkeit wird für alle Schülerinnen der Klasse förderlich sein.

Laut Brunsting (2019) haben die verfügbaren exekutiven Funktionen von Lehrkräften, wie Selbststeuerung und kognitive Flexibilität, direkte Auswirkungen auf die Schülerinnen der Klasse. So wirkt sich ein ruhiges, bestimmtes, flexibles, aber dennoch planvolles und konzentriertes Verhalten - positiv auf das Verhalten der Schülerinnen aus. Neurowissenschaftlich lässt sich das auf das Anstecken der Gefühle und somit auch Haltungen zurückführen. In gewissen Maßen können die Schülerinnen auch ein Spiegel der Lehrkraft werden. Es hilft in jedem Fall, den Unterricht gut vorzustrukturieren, klare Regeln und transparente Ziele zu setzen.

Neben diesen allgemeinen Rahmenbedingungen bieten die im Folgenden vorgestellten Module Ideen und Ansätze zum Fördern der Impulskontrolle in der Schule, die in den Unterricht integriert bzw. Lerninhalte mit diesen Methoden kombiniert werden können. Denkbar ist *VollControl* als Unterrichtseinheit oder sogar als Unterrichtsfach mit weiterführenden Modulen zu etablieren.

Das Training von Impulskontrolle ist in der Schule besonders effektiv, da der Transfer besonders gut möglich bzw. gar nicht notwendig ist, da die Strategien »nur« angewandt werden müssen und im Idealfall zeitnahe Rückmeldungen auf Verhalten in den verschiedenen Situationen möglich sind.

VollControl als Unterrichtsfach (Profil- oder Wahlunterricht)

Pilotversuch. Im Schuljahr 2019/2020 gab es an der Temple-Grandin Schule in Berlin den Versuch, *VollControl* als Unterrichtsfach für ein halbes Schuljahr zu etablieren. Der Name war »VollControl mit Rap und sozialen Medien«. Neben der Durchführung der Inhalte blieb Zeit für ein Kennenlernen, das Arbeiten mit Raps und dem Schreiben eigener Raps, Beats, Aufnahme und kooperative Übungen. Die Implementierung eines speziellen Unterrichtsfaches hatte den Vorteil, dass die Inhalte auch nach den vier Einheiten vertieft auf konkrete Alltagsbeispiele der Schüler wiederholt werden konnten und genügend Zeit für die Selbstreflexion blieb. Ebenso bot sich für die Schülergruppe eine Verknüpfung mit weiterführenden kooperativen und sozialen Lernformen an. Besonders im Hinblick auf Ressourcenorientierung und Selbstwirksamkeit bezogen ist dies wirkungsvoll. Abschließend wurde die Durchführung evaluiert und folgender möglicher Aufbau kann Lehrkräften vorgeschlagen werden.

Möglicher Aufbau des Unterrichtsfachs *VollControl*

Wichtig

Jede Stunde sollte nach folgendem Aufbau ablaufen:
- Wie geht's dir heute?
- Selbstreflexion, wie hast du dein Ziel letzte Woche erreicht
- [Einsatz Inhalt aus Modul]
- Zielsetzungen für die nächste Woche
- Verhaltensauswertung der Stunde

Diese vier Punkte sollten Bestandteil jeder Stunde sein, je nach Gruppengröße ist darauf zu achten, ausreichend Zeit für die Teile einzuplanen.

Die grau markierten Module sollten zeitlich fest verankert sein. Die restlichen Module können je nach Interesse, Förderbedarf und Verhalten der Jugendlichen variabel eingesetzt werden. Folgend werden ein paar Ideen gegeben, wie man das Unterrichtsfach aufbauen könnte. Alle Module sind darauf ausgerichtet, Impulskontrolle zu trainieren und weitere Kompetenzen zu erarbeiten.

Tabelle 10.1 Module für Impulskontrolltraining in der Schule

Modul	Funktion	Inhalte	Bemerkungen/Beispiele
Modul #1 That's me	Kennenlernen	Einstieg Biografien Rapper Schreiben eigener Biografien	
Modul #2 Let's Go	Aufbau Gruppen-dynamik Regelverhalten Ressourcen erfassen und aktivieren	Vorstellen der eigenen Biografien – die anderen müssen erraten, wer es ist Aufstellung gemeinsamer Gruppenregeln Erwartungshaltung erfassen Erlebnispädagogische Maßnahmen zum Aufbauen der Gruppendynamik	

Modul	Funktion	Inhalte	Bemerkungen/Beispiele
Modul #3 Durchführung 4 Einheiten *VollControl*-Training mit Arbeitsheft	Lernen der Strategien zur Impulskontrolle und Abschätzen von Konsequenzen	siehe Kapitel 7	Diese Inhalte können auch weiter ausgeführt und vertieft werden, damit werden aus 4 Einheiten mehr Stunden
Modul #4 Rap-Projekt	Förderung Kreativität, Modelllernen, Selbstwirksamkeit, Durchhaltevermögen	Theorie Rap: Geschichte, Takt, Rhythmus	z. B. Prinz Pi *Du bist das Orginal* zur Förderung des Selbstkonzepts
		Hören, Analysieren und Interpretieren von Rap-Texten	Exkurs: Rassismus, Gewalt
		Schreiben eigener Raps	Kleine kreative »Anschubser« können für manche Jugendliche von Vorteil sein z. B. Vorgabe von Themen, Worten, Reimpatterns, Zeilenanfängen.
		Schreiben eigener Beats	Es gibt kostenlose Programme dazu im Internet.
		Aufnahme Raps	Falls keine Aufnahmegeräte in der Schule sind, bieten sich auch Smartphones, Tablets oder Laptops an.
Modul #5 Wir sind ein Team	Kooperationsverhalten Regelverhalten Üben Impulskontrolle, Anwenden der Strategien	kooperative Spiele mit Regelvorbesprechung und anschließenden Reflexionsphasen	Beispiele: Decke-wenden-Spiel: Gesamte Gruppe steht auf einer Decke und muss versuchen diese zu wenden, niemand darf herunterfallen. Inselspiel: Die Gruppe bekommt ein paar Pappen, die als Inseln dienen. Gemeinsam sollen die Gruppenmitglieder eine Distanz überwinden, ohne dabei den Boden zu berühren. Fällt ein Gruppenmitglied runter, muss von vorn begonnen werden.
		Thema: Was macht ein Team stark?	

Modul	Funktion	Inhalte	Bemerkungen/Beispiele
Modul #6 Soziale Medien	Medienkompetenz Umgangston	Umgang mit sozialen Medien Gewaltfreie Kommunikation (Rosenberg) 4-Seiten Modell (Schulz von Thun)	Arbeitsblätter im Anhang
	Empathieförderung Perspektivwechsel	Exkurs: Cybermobbing	
	Auffrischen der Strategien der Selbstverbalisation	Erstellen eigener Memes	Programme dazu sind im Internet zugänglich.
	Reflexion Selbstwirksamkeit	Blogeinträge erstellen	Jugendliche sollen sich mit den eigenen Ressourcen und der eigenen Identität beschäftigen.
Modul #7 Bewegung und Sport	Bewegung, Entlastung Üben der Frustrationstoleranz, Regelverhalten	Breakdance-Workshop Hip-Hop-Moves einstudieren Ausdauer- und Koordinationstraining Capture the flag Kampfsportarten	Es gibt gute Tutorials im Internet.
Modul #8 Achtsamkeit	Selbstwahrnehmung, Entspannung	Entspannungsgeschichten Yoga künstlerische und musische Aktivitäten	Manche Jugendliche finden dies vielleicht »uncool«, zielgruppenabhängig machen Entspannungsgeschichten und Arbeitsblatt »Energielevel« im Anhang

Modul	Funktion	Inhalte	Bemerkungen/Beispiele
Modul #9 Zukunft	Zielaufstellung Selbstwirksamkeit	Was will ich im Leben erreichen? Was sind meine Ziele? Wie will ich sein?	Beispiel: Graffiti-Workshop zum Thema, jeder soll das verbildlichen, was seine Wünsche und Ziele für die Zukunft sind, das kann auch in Schriftform oder sehr abstrakt erfolgen. Arbeitsblatt »Graffiti der Fähigkeiten« im Anhang
Modul #10	Reflexion Rückblick	Was habe ich gelernt? Auswertung Feedback	

10

11 Weiterführende Aspekte – Impulskontrolle verbessern durch ...

Dieses Kapitel vermittelt Ideen, wo Impulskontrollförderung, neben dem bereits vorgestellten Training, noch Anklang finden kann, welche Inhalte und Handlungsschwerpunkte noch in der Therapie bzw. Förderung fokussiert werden können. Teile der Inhalte lassen sich ebenfalls in den alltäglichen Unterricht oder Freizeitbereich integrieren.

11.1 Sport

Nachgewiesen sind Sportler weniger aggressiv und ängstlich (Hollmann et al., 2005), leben länger, sind kognitiv zu höheren Leistungen fähig und geistig gesünder (Ratey & Hagermann, 2013). Muskuläre Beanspruchung und Ausdauertraining erhöht die Gehirndurchblutung, dadurch werden kognitive, emotionale und soziale Prozesse beeinflusst. Somit wird auch die inhibitorische Kontrolle, als Teil der exekutiven Kontrolle von Bewegung positiv beeinflusst (Kubesch, 2013). Durch körperliche Aktivität wird die Serotoninbiosynthese anregt, dies trägt neben einer gesteigerten Stimmung auch zur Verbesserung der Selbstregulationsfähigkeit bei. Buck et al. (2008) konnten nachweisen, dass sich die Fähigkeit zur Impulskontrolle durch körperliches Training verbessert. Auch Störreize konnten nach physischer Aktivität besser ausgeblendet werden. Sowohl bei Kindern als auch bei Jugendlichen wirkt Bewegung positiv auf die Struktur, Vernetzung und Funktion von Nervenzellen und beeinflusst dadurch positiv kognitive Lern- und Leistungsfähigkeiten sowie das Sozialverhalten. Studien belegen, dass sich Aufmerksamkeitssteuerung und Arbeitsgedächtnisleistung verbessern (Chadock-Heymann et al., 2013; Hillmann et al., 2009). Voraussetzung für diese Prozesse ist eine angst- und stressfreie Umgebung, in der Bewegung Freude bereitet. Nicht zu vernachlässigen ist die Möglichkeit des sozialen Lernens durch Sport. Laut Emmrich (2016) kann die Leistungsbereitschaft der Jugendlichen sowie eine angemessene Umgangsform mit Regeln und Selbstregulation durch Sport gefördert werden. All diese Kompetenzen können letztendlich auf andere Bereiche übertragen werden.

Zusammenfassung

Sport bietet die Möglichkeit:
- eigene Grenzen zu erleben
- zu lernen, sich an Regeln zu halten (um Gefahr abzuwenden oder faire Spiele zu ermöglichen)
- Erfolge zu sehen und Selbstwirksamkeit zu erfahren
- das Selbstkonzept zu stärken
- kognitive Leistungen und Konzentration zu verbessern
- und nicht zuletzt: Impulskontrolle zu trainieren

Diese Vorteile können bei verschiedensten Sportarten erfahren werden; im Folgenden werden exemplarisch drei Sportbereiche hinsichtlich ihres Beitrags zur Förderung der Impulskontrolle vorgestellt. Laut Emmrich (2016) sind klare Zeitvorgaben, altersangemessene Belohnungen und Wetten sowie die klare Einforderung der Einhaltung von Regeln wichtig.

Teamsport

Beispiel

Streetball, Fußball, Rugby Basketball, Badminton, Ultimate Frisbee, Handball, Capture the flag

11

Besonders im Teamsport wird Impulskontrolle benötigt und kann dadurch geübt und trainiert werden. Anstrengungsbereitschaft, Teamgeist, soziale Kompetenzen, körperliche Aktivität und Motivation stehen hier im Zentrum. Zudem sind die oben aufgezeigten Beispiele Laufspiele, bei denen sich die Jugendlichen auspowern können. Unter Druck und sehr schnell müssen die Spieler einer Mannschaft richtige Entscheidungen treffen, Impulse kontrollieren, im Handeln und Denken flexibel sein und die Aufmerksamkeit gezielt lenken. Auch Emotionen und Gefühle müssen gelenkt und gesteuert werden. Emmrich (2016) betont, dass es hilfreich ist, wenn sich gemeinsam mit den Jugendlichen auf Regeln geeinigt wird und diese auch selbst auf die Umsetzung dieser achten. Eine gute Übung ist beispielsweise Streetball: Es gibt keinen Schiedsrichter und jeder Jugendliche trägt die Verantwortung, auf die Einhaltung der Regeln zu achten (Emmrich, 2016). Vorprogrammierte Konfliktsituationen müssen unter Einhaltung der vorher vereinbarten Gesprächsregeln gelöst werden. Teamspiele sind oft von großer Emotionalität geleitet. Phasen der Reflexion sind deshalb extrem wichtig und bieten Möglichkeiten, nächste Entwicklungsschritte zu lernen. Neuronale Netze können so ausgebildet und gestärkt werden (Zelaz & Lyon, 2012). Das gemeinsame Spielen bietet ebenso die Möglichkeit, dass sich die Jugendlichen untereinander kontrollieren und Feedback geben, welches häufig leichter angenommen werden kann als das von Erwachsenen.

Gleichbleibende Teams im Sinne eines Aufbaus der Gruppendynamik sind hilfreich. Feedbacks durch den Trainer sind ebenso entscheidend, um den Spielprozess zu kontrollieren und evaluieren, insbesondere um Selbstregulation zu erlernen. Hinzu kommt, dass in den meisten Spielen die Jugendlichen schnell reagieren und schnell Entscheidungen treffen müssen. Der Jugendliche nimmt die Spielsituation wahr, erkennt die Handlungsnotwendigkeit und trifft eine Entscheidung, exekutive Funktionen werden hier notwendig und können spielerisch geübt werden (Emrich, 2016; Kubesch, 2016).

Klettern

Im Sinne der Förderung der Impulskontrolle bietet der Klettersport eine ausgezeichnete Möglichkeit, um verschiedenste Kompetenzen zu erlernen.

Beim Klettern kann man die Entwicklung der eigenen Fähigkeiten sehr gut überprüfen und den eigenen Fortschritt erkennen. Schaffe ich am Anfang vielleicht gerade so die blaue Route oder eine 5-, kann ich nach vier Wochen schon die grüne Route oder eine 5+ schaffen. Routen, die ich anfangs nicht geschafft habe, können nach mehrmaligem Üben bewältigt werden. Das ist hilfreich, um die eigene Selbstwirksamkeit zu erfahren.

Neben den positiven Effekten von Bewegung, Balance, Koordination und Aufmerksamkeitslenkung, bietet insbesondere das Seilklettern die Möglichkeit, Vertrauen aufzubauen und soziale Kompetenzen zu erlernen. Aufmerksamkeit und Konzentration sind wichtig, um den Seilpartner nicht zu gefährden und ihm ein Gefühl der Sicherheit zu vermitteln. Ebenso muss man sich selbst auf den anderen verlassen und Vertrauen aufbauen. Nicht zuletzt wird dadurch eine Integration in die Gruppe gefördert (Thimme, 2016).

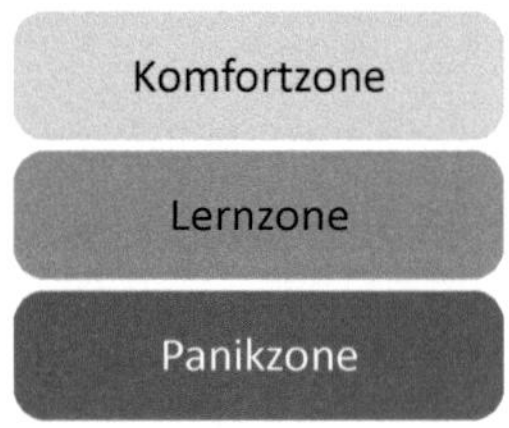

Abbildung 11.1 Lernzonenmodell (nach Luckner & Nadler, 1997)

Bewegungsabläufe müssen geplant und Routen vorher »gelesen« werden. Fehler sind als direkte Konsequenz unmittelbar spürbar, beispielsweise in Form von Abrutschen oder einem Mehraufwand an Kraft. Klettern bietet die Möglichkeiten, das eigene Limit und die eigenen Grenzen auszutesten, manche gedachten Grenzen zu überschreiten und Ängste zu überwinden. Bei der Auswahl der Routen sollte darauf geachtet werden, dass der Schwierigkeitsgrad der Routen sich in der Lernzone befindet (s. Abb. 11.1), um Weiterentwicklung zu ermöglichen, jedoch nicht in der Panikzone, in der der Jugendliche sich in einem Angstzustand befindet. Für die Jugendlichen bietet dies die Lernmöglichkeit, Gefühle wie beispielsweise Wut und Ärger wahrzunehmen und einzuordnen. Je nach Indikationsstellung kann es notwendig sein, anfangs in der Komfortzone zu klettern, um viele Erfolgserlebnisse zu ermöglichen.

Das konstante Erleben von Phasen der Entspannung und Anspannung beim Klettern wirkt ähnlich wie bei der progressiven Muskelentspannung. Beispielsweise setzt man sich nach einem anstrengenden Stück in den Klettergurt, überlegt sich die nächsten Züge und klettert dann mit neuer Energie die nächste Etappe. Oben angekommen, wird der Kletterer mit einem Erfolgserlebnis belohnt. Besonderes Augenmerk erhält beim Klettern das Einhalten von Regeln, da ein Nicht-Einhalten schwerwiegende Folgen haben kann: Ein falscher Knoten oder fehlender Partnercheck könnte beispielsweise zu einem Bodensturz führen. Wichtig ist hierbei ein adäquates Verhältnis aus Selbstverantwortung der Jugendlichen und notwendiger Kontrolle im Sinne einer Sicherheitsgewährleistung zu finden (Kowald & Zajetz, 2015).

Ausdauersport

Beispiel

Joggen, Fahrradtouren, Schwimmen, Staffelwettbewerbe, Triathlon, aber auch oben genannte Teamsportarten bieten die Möglichkeit zum Ausdauertraining.

Ausdauersport fördert das Neuronenwachstum im Hippocampus. Durch körperliches Training lässt sich die Anzahl von neugebildeten Nervenzellen verdoppeln (Ameri, 2001). Die Kombination aus kognitiver und körperlicher Aktivität beeinflusst dieses Wachstum positiv (Fabel et al., 2009). Studien haben gezeigt, dass körperliche Fitness Leistungen des exekutiven Systems steigert. Das wirkt sich dann wieder auf die Lernleistung aus. Neuroplastische Adaptionen im rechten anterioren präfrontalen Kortex konnten bei Kindern im Alter von 9 bis 10 Jahren nachgewiesen werden, welche an einem mehrmonatigen Training mit einer Stunde Bewegungszeit teilnahmen. Kognitive Kontrollstrategien verbesserten sich (Chadock-Heyman et al., 2013). Weiterhin kann Ausdauersport zur Entlastung beitragen. Auch hierbei können Ziele gut überprüft werden und ein Fortschritt wird nach kontinuierlichem Üben sichtbar und fördert letztendlich das Selbstwirksamkeitserleben. Die Jugendlichen lernen: Wenn ich mich anstrenge, kann ich etwas bewirken, kann ich mich verbessern und aus eigener Kraft Ziele erreichen. Dies sind Erfahrungen, die sich letztendlich auch positiv auf das Selbstkonzept auswirken werden.

Tipp

Sport kann nicht geglaubte Fähigkeiten in der Impulskontrolle stärken. Animieren Sie die Jugendlichen zum Sport.

- Schaffen Sie Gelegenheiten zur Bewegung und Situationen, in denen Sport Freude bereitet und die Jugendlichen Selbstwirksamkeit erfahren können.
- Suchen Sie gemeinsam mit Eltern nach Vereinen und anderen Möglichkeiten, wo die Jugendlichen einen Sport ihrer Wahl ausüben können.
- Stellen Sie gemeinsam Ziele auf, was in sportlicher Hinsicht in einem bestimmten Zeitraum erreicht werden soll.

11.2 Musik, Kunst und Theater

Verschiedene Formen von Kunst, Musik und Theater bieten die Möglichkeit, Gefühlen Ausdruck zu verleihen, andere Perspektiven einzunehmen, sich abzulenken und damit letztendlich auch zu entspannen. Impulsen durch Kreativität Ausdruck zu verleihen kann befreiend wirken. Überlegen Sie gemeinsam mit dem Jugendlichen, wo und wann Räume dafür geschaffen werden können, wo die Interessen liegen und wie Gruppen gefunden werden können, in denen andere das gleiche Interesse verfolgen. Man sieht ein Ergebnis künstlerischer Aktivitäten, kann somit Selbstwirksamkeit erleben und vielleicht sogar Bewunderung erfahren. Zudem wird eine Ausdrucksform gefunden, mit der die Jugendlichen Impulse in einem gegebenen Rahmen äußern können. Auch Kunst-, Theater- oder Musiktherapien bieten sich in der Behandlung von Schwierigkeiten in der Impulskontrolle an.

Musik

Musik kann uns zu Höchstleistungen im Sport antreiben, Menschen zum Weinen bringen, gute Laune verbreiten, Entspannung hervorrufen und Gefühle von Spannung, Angst und Glücklichkeit anregen. Töne, Rhythmen und Melodien haben die Möglichkeit, unser emotionales Erleben zu beeinflussen. Dies gilt es auch nutzbar für ein Training der Impulskontrolle zu machen.

Musizieren erfordert Durchhaltevermögen, Bündelung von Aufmerksamkeit, Konzentration und das Kontrollieren von Impulsen. Pausen müssen eingehalten werden, beim Erlernen eines Instrumentes müssen viele Stunden beim Üben verbracht werden, Konzentration ist erforderlich und teilweise werden beim gemeinsamen Musizieren soziale Kompetenzen nötig. Besonders das Aufeinander-Hören ist für einen harmonischen Klang entscheidend. Vieles von dem fällt besonders Jugendlichen mit Impulskontrolle schwer, bietet aber gleichermaßen ein gutes Medium, um genau diese Kompetenzen zu üben und exekutive Funktionen zu trainieren, wenn die Jugendlichen Interesse am Musizieren haben. Auch das Einüben von Tanzchoreografien fördert neben den positiven Aspekten, die Bewegung mit sich bringt, das Arbeitsgedächtnis und die Inhibition. Persönliche Fortschritte werden hier sichtbar und wirken sich positiv auf das Selbstkonzept aus. Studien zeigten gute Effekte bei Musiktherapien und Instrumentalunterricht (z. B. Bialystok & Depape, 2009). Zuk et al. (2014) zeigten den positiven Einfluss musikalischen Trainings auf Arbeitsgedächtnis, Prozessschnelligkeit und kognitive Funktionen. Musikalisches Training bzw. Musiktherapie wirkt auf der psychoemotionalen Ebene (z. B. Exploration und Ausdruck von Gefühlen und Entwicklung von Kommunikations- und Handlungskompetenzen), der psychophysikalischen Ebene (z. B. Stressbewältigung durch An- und Entspannung) und der psychospirituellen Ebene (z. B. sich selbst zu akzeptieren; Borling, 2011; Murphy, 2015). Im Trainingsprogramm *VollControl* finden sich bereits einige Methoden aus rezeptiver und produktiver Musikgestaltung. Beispiele, die für Jugendliche im Sinne einer Förderung der Impulskontrolle in Frage kommen könnten, wären außerdem:

Beispiel

Instrumentalunterricht, gemeinsame Jamsessions, eine Band gründen, Musikstoppspiele, Beat digital erstellen, Break-Dance, Hip-Hop-Dance, Songtexten und gemeinsames Singen

Auch inhaltlich kann mit den Lyrics von Texten gearbeitet werden. Zum Beispiel kann der Rapsong *Du bist das Original* von Prinz Pi zur Förderung des Selbstkonzept, Ressourcenorientierung und Verdeutlichung der Selbstwirksamkeit genutzt werden, indem sich die Jugendlichen Gedanken darüber machen, was sie zu einem Original macht.

Kunst

Beispiel

Graffiti, Comic und Mangas zeichnen, Selbstportrait zeichnen, Holzarbeiten, Töpfern

Kunst bietet die Chance, Gedanken und Gefühlen Form zu verleihen und zu reflektieren. Für die Selbstwirksamkeit ist es förderlich, ein Produkt am Ende erschaffen zu haben. Ablenkung und Entspannung sind ebenfalls Faktoren, die für Jugendliche mit Problemen in der Impulskontrolle wichtige Phasen sind. Auch handwerkliche Projekte bieten sich an, planvolles Handeln wird geübt und Feedback gibt es direkt über das erschaffene Produkt. Laut Kraus (1996) bedeutet therapeutisches, künstlerisches Arbeiten Kommunikation, Spontanität, Sichtbarmachen, Selbsterfahrung, Steigerung von Selbstwertgefühl und -konzept, psychomentale Strukturierung und Kreativität. Deutlich wird auch hierbei, welches Potenzial sich für eine Förderung der Impulskontrolle ergibt, wenn der Kreativität Raum gelassen wird.

Die kreative Übung auf dem **AB 4** »Graffiti der Fähigkeiten« im Anhang kann zur Entspannung und zur Ressourcenfokussierung eingesetzt werden.

Theater und Rollenspiele

Beispiel

- Improvisationstheater
- Gefühle übertrieben darstellen
- einen Satz mit verschiedenen Gefühlen äußern
- Vorgabe verschiedener Rollenkarten, anhand derer die Jugendlichen einen Konflikt lösen sollen, z. B. Streit am Kebab-Imbiss
- Einnahme von verschiedenen Perspektiven: Man setzt sich auf verschiedene Stühle, die verschiedene Personen symbolisieren, und beschreibt die Situation aus Sicht der jeweiligen Person.
- Theaterstück, Sketche aufführen
- Kurzfilme aufnehmen

Theater bzw. Rollenspiele bieten die Möglichkeit, in neue Rollen einzutauchen, und damit eine hervorragende Möglichkeit, den Perspektivwechsel zu trainieren. Den eigenen Impulsen folgend haben betroffene Jugendliche häufig Probleme, andere Sichtweisen einzunehmen, Konfliktsituationen können im Rollenspiel modellhaft in einem sicheren Rahmen analysiert und aus verschiedenen Sichtweisen betrachtet und reflektiert werden.

Auch hier ist wieder wichtig, dass sich der Jugendliche wohl mit der Methode fühlt. Eventuell raus aus der Komfortzone, rein in die Lernzone (s. Abb. 11.1), aber nicht unbedingt in die Panikzonen, gilt hier als hilfreicher Ratgeber beim Motivieren Jugendlicher für Rollenspiele.

Laut Petermann und Petermann (2017) wird das Rollenspiel als wichtigstes Vorgehen zur Verhaltensänderung gesehen, wobei sie besonders einen positiven und nachhaltigen Effekt im gelenkten Rollenspiel sehen. Dabei wird Thema, Lösung oder angestrebte Zielverhalten sowie die Rollenverteilung vorgegeben. Im Zentrum steht eine Problemlage, die an die realen Probleme der Jugendlichen anknüpfen sollte. Wichtiger Bestandteil ist eine umfangreiche Reflexion nach Vorstellung der Rollenspiele (Petermann & Petermann, 2017).

11.3 Wertschätzende und gewaltfreie Kommunikation

Der Ton macht nicht nur die Musik, sondern auch die Kommunikation. Den richtigen Ton zu treffen ist oftmals nicht so einfach. Jugendlichen mit Schwierigkeiten in der Impulskontrolle fällt dies besonders schwer in Situationen, in denen sie in Rage geraten. Das Vergreifen im Ton und in der Wortwahl führt dann meist dazu, dass sich Konflikte verschärfen. Im Gegenzug ernten sie von impulsiven Verhaltensäußerungen häufig Zurechtweisungen in einem harschen Ton. Zuschreibungen, Vorwürfe und Zurechtweisungen werden wie ein Ping-Pong-Ball zwischen Jugendlichen und »Gegenspieler« hin und her gespielt – meist ergebnislos.

Im Hinblick auf Konflikte ist Kommunikation also ein entscheidendes Werkzeug. Nicht selten ist die Äußerung impulsiven Verhaltens das Resultat von der Unterdrückung von Gefühlen und unzureichendem Ausdrucksvermögen. Deshalb sollte es verstärkt in den Fokus genommen und konkrete kommunikative Muster gelernt werden.

Menschen spiegeln nicht nur Stimmungen und Gefühle, auch die Sprache verhält sich spiegelhaft und passt sich unserer Umgebung an. Manche Jugendliche sind vielleicht in einem Umfeld aufgewachsen, in denen eher ein rauer Ton herrscht, in denen für wertschätzende Äußerungen weniger Platz ist oder in dem über Probleme nicht geredet wird. Andere wiederum sind in einer direkteren Diskussionskultur aufgewachsen, lernten Bedürfnisse klar und vielleicht sogar (zu) laut zu äußern. Die Möglichkeit, Sprache zu adaptieren, kann aber auch als Chance genutzt werden, in denen sich der Therapeut oder die Lehrperson seiner bzw. ihrer Vorbildfunktion bewusst bedient. Selbstverständlich unter der Prämisse, authentisch zu bleiben. Machen die Jugendlichen dann in lösungs- und handlungsorientierten Gesprächen positive Erfahrungen, ist der erste Schritt in Richtung Überdenken eigener Kommunikationsmuster getan bzw. werden Muster intuitiv kopiert. Sowohl bei introvertierten als auch bei extrovertierten »Sprechern« können Kommunikationswerkzeuge helfen, um auch in herausfordernden Situationen die geeigneten Worte zu wählen.

Der Äußerung von Bedürfnissen kommt ein zentraler Stellenwert zu. Bedürfnisse können von Menschen ganz unterschiedlich ausgedrückt werden. Manche poltern schnell mit diesen heraus und fordern ihre Beachtung ein, andere wiederum können ihre Bedürfnisse nur schwer ausdrücken oder sogar gar nicht richtig erkennen. In diesem Fall ist es wichtig, mit entsprechenden Nachfragen zur Reflexion eigener Bedürfnisse anzuregen. Im erstgenannten Fall kann es sein, dass gelernt werden muss, eigene Bedürfnisse adäquat auszudrücken, zeitweise zurückzuhalten und im Sinne der Herstellung von Win-Win-Situationen die Bedürfnisse anderer mit den eigenen in Einklang oder zumindest in ein Gleichgewicht zu bringen. Die richtige Balance und der richtige Ton sind auch hier entscheidend.

4-Seiten-Modell. Missverständnisse stören oft die Kommunikation. Unter Beachtung des 4-Seiten Models von Schulz von Thun (2016) soll ein Bewusstsein geschaffen werden, anhand dessen Aussagen auf vier Ebenen betrachtet werden. Die vier Ebenen sind: Appell, Selbstoffenbarung, Sachebene und Beziehungsebene. Sind wir uns bewusst, dass hinter Mitteilungen verschiedene Inhalte gesendet und empfangen werden, kann dies helfen, das Gegenüber besser zu verstehen und Missverständnisse zu vermeiden. Das **AB 7** »4 Seiten einer Message« bietet die Möglichkeit, diese wichtige kommunikationspsychologische Theorie leicht verständlich und im Sinne der Nähe zur Lebenswirklichkeit der Jugendlichen zu vermitteln.

Gewaltfreie Kommunikation (GFK). Um Missverständnisse zu vermeiden, bietet die Gewaltfreie Kommunikation (GFK) von Rosenberg (2016) ein hilfreiches Werkzeug. Schwierige, konfliktgeladene Situationen können so mit Mitteln der Sprache reduziert werden. Als Psychotherapeut, Lehrkraft, Betreuerin oder Beraterin sind wir einerseits ein Vorbild mit unserer Sprache und GFK wirkt sich positiv auf die Arbeit mit Jugendlichen aus. Andererseits ist das Erlernen der gewaltfreien Kommunikation auch für den Jugendlichen selbst förderlich, um seinen Gefühlen und Bedürfnissen Ausdruck zu verleihen, Konflikten vorzubeugen und eigenen Impulsen ein geeignetes Medium zu bieten, um diese sozial verträglich mitzuteilen.

GFK ist eine Haltung der wertschätzenden Kommunikation, der folgende Methode nach Rosenberg (2016) zugrunde liegt:

Empathie ist die Basis von gewaltfreier Kommunikation. Die oben genannten Schritte können sich auf der einen Seite auf uns selbst beziehen im Sinne der Selbsteinfühlung und damit verbunden Selbsterklärung, auf der anderen Seite geht es dabei auch um die Einfühlung in andere (Rosenberg, 2016). Wenn wir versuchen, einander zu verstehen und sachliche und persönliche Ebenen voneinander zu trennen, wird es uns gelingen, Widerstände in der Kommunikation zu überwinden.

Entscheidend für eine gelungene gewaltfreie Kommunikation ist die Art, wie ich Dinge sage:

- Ich Botschaften bieten eine gute Möglichkeit, Bedürfnisse klar zu äußern, ohne den anderen dabei direkt anzugreifen.
- Objektive Beschreibung des Sachverhalts

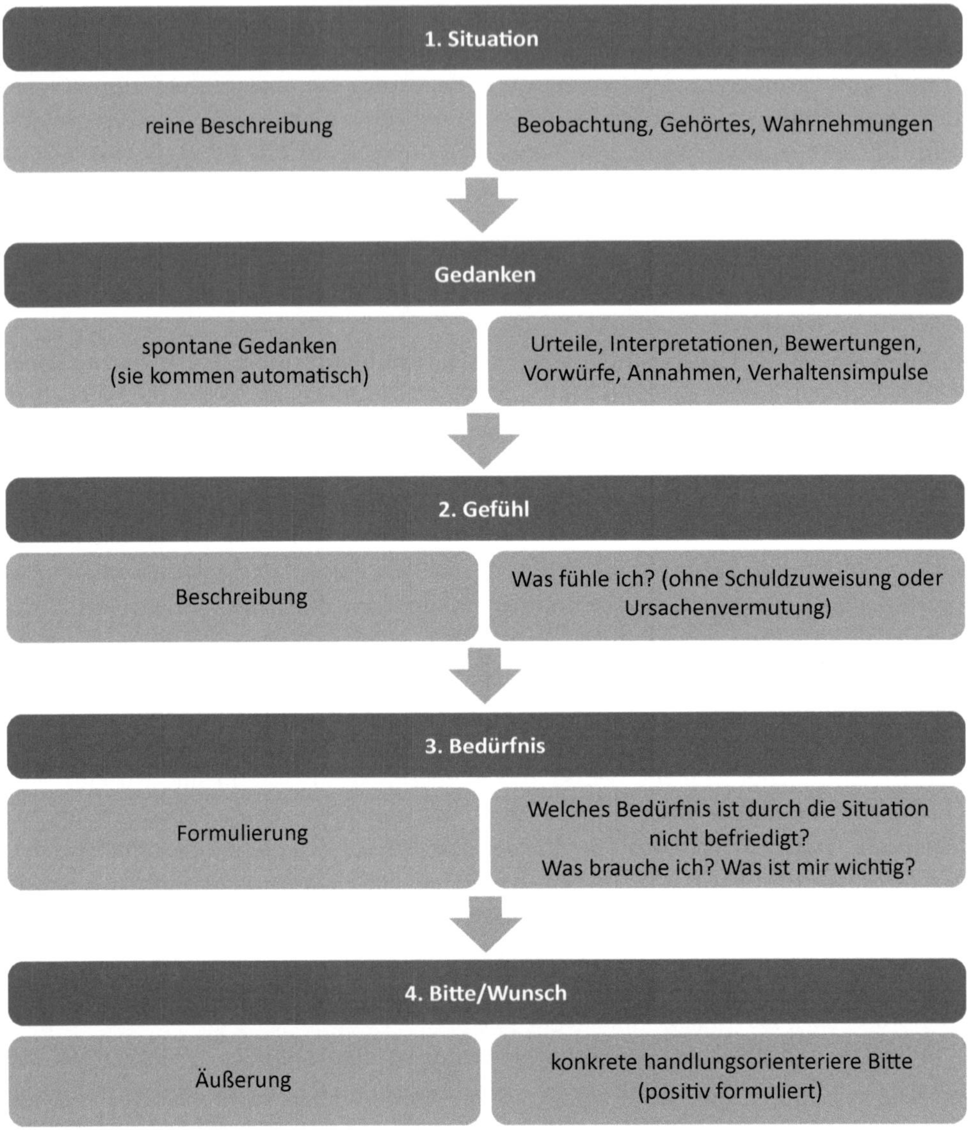

Abbildung 11.2 Methoden der gewaltfreien Kommunikation (nach Rosenberg, 2016)

Wichtig • Die vier Teile der Ich-Botschaft nach Rosenberg (2016)

(1) Wenn du …, [*Nennen des Anlasses/Situation*]
(2) bin ich …, [*Nennen des Gefühls*]
(3) weil …, [*Nennen der Begründung/Bedürfnis*]
(4) und ich möchte … [*Nennen der Erwartung/Bitte*]

Fallbeispiel

John kommt zu spät zu einem Treffen. Seine Freundin formuliert folgende Ich-Botschaft:

(1) Wenn du zu spät kommst,
(2) bin ich traurig,
(3) weil ich denke, dass du mich vergessen hast,
(4) und ich möchte gerne Zeit mit dir verbringen.

Anstatt von: »Du bist zu spät!!!«

Mit einer ehrlichen, offenen und unmissverständlichen Kommunikation können Jugendliche mit Schwierigkeiten in der Impulskontrolle herausfordernde Situationen besser bewältigen. Adäquate Wortwahl und das Üben von empathischem Verstehen des Gegenübers können dazu beitragen, Situationen unter einem neuen Blickwinkel zu sehen. Anstatt von Impulshandlungen sollen Worte als Werkzeug der Gefühls- und Gedankenäußerung verwendet werden. Besonders die Formulierung von Ich-Botschaften stellt gerade am Anfang eine für Jugendliche gut trainierbare Möglichkeit, ihre Bedürfnisse sozial angemessen zu äußern.

Die Arbeitsblätter **AB 6** »Ich-Botschaften senden« und **AB 5** »Sag's gewaltfrei – Be strong with words« (im Anhang) vermitteln die gewaltfreie Kommunikation jugendgerecht und ermöglichen, Ich-Botschaften zu üben.

11.4 Entspannung und Entlastung

> Ruhe aus; ein Feld, das geruht hat, trägt herrlich Ernte.
> *Ovid*

Die Kapazitäten des Gehirns von Jugendlichen mit Schwierigkeiten in der Impulskontrolle sind in einigen Situationen deutlich überlastet. Leistungsdruck, Zeitdruck, Stress, eine immense Reizüberflutung und Anpassung an sozial geforderte Normen sind nur einige der zu nennenden Faktoren, die Jugendliche beeinflussen. Phasen der Entlastung und Entspannung sind demnach nicht zu vernachlässigen. Häufig berichten Jugendliche mit Schwierigkeiten in der Impulskontrolle, dass sie in konfliktgeladenen Situationen einfach ihre Ruhe benötigen, um sich wieder »einzukriegen«. Bei manchen sind fünf Minuten allein vor die Tür gehen ausreichend, andere wollen mindestens eine halbe Stunde allein in einem Zimmer verbringen und auf keinen Fall in dieser Zeit angesprochen werden.

Mit dem **AB 11** »Energielevel – #Find the right balance« kann gemeinsam mit den Jugendlichen über ihren Energiehaushalt und die richtige Balance aus Anspannung und Entspannung reflektiert werden.

Was jemanden letztendlich entlastet bzw. entspannt, ist von Mensch zu Mensch ganz unterschiedlich und muss mit den Jugendlichen individuell besprochen werden. Besonders im Jugendalter fehlt den Betroffenen häufig der Zugang zu verschiedenen Methoden, die wiederum in anderen Altersgruppen sehr gut funktionieren und in ihrer Wirksamkeit bestätigt wurden. Ein Gespräch mit den Jugendlichen, auf welche Methoden sie sich einlassen können bzw. welche Strategien sie bereits verfolgen, wird Aufschluss für die geeignete Wahl von Entspannungsstrategien geben. Bei manchen bedeutet Entspannung auch Aktivität, beispielsweise bekommen sie beim Sport den Kopf frei oder können ihre Gedanken und Gefühle beim Zeichnen wieder ordnen (s. Abschn. 11.1), andere wollen sich mit Freunden in einem geschützten Rahmen austauschen, andere an die frische Luft gehen, für sich allein sein oder einfach Musik anhören. Folgend einige Methoden, die Entspannung bewirken können.

Yoga

Yoga gilt als die älteste Methode, entstanden vor circa 10.000 Jahren in Indien, die psychische, physische und komplexe gesamtkörperliche Prozesse miteinander verbindet (Heller, 2017). Das bewusste Erleben aller Sinne, sich selbst anzunehmen und zu respektieren sowie das Entwickeln eigener Kräfte und Fähigkeiten sind zentrale Elemente. Yoga dient der Entwicklung eines individuellen Erfahrungsspielraums, in dem es darum geht, achtsam mit sich umzugehen und eigene Grenzen zu erkennen und zu respektieren (Weiser & Dunemann, 2014). Besonders Jugendlichen mit Schwierigkeiten in der Impulskontrolle bietet dies einen sicheren Rahmen, um die eigenen Grenzen zu erkennen, auf ein inneres Gleichgewicht zu hören und Selbstbeherrschung zu stärken. Belastungseffekte auf exekutive Funktionen und damit auch der Inhibition konnten sich schon nach 20-minütigen Yogaeinheiten (Gothe et al, 2013) zeigen. Yoga als ganzheitliche Praxis mit dem Ziel, Körper, Geist und Seele miteinander zu verbinden, bietet einen umfangreichen Behandlungsspielraum. Der Jugendliche kann von den Yoga Wirkweisen auf kognitiver, emotionaler, körperlicher und sozialer Ebenen profitieren.

Tabelle 11.1 Wirkweisen von Yoga auf der kognitiven, emotionalen, körperlichen und sozialen Ebene (Ott, 2013)

mental/kognitiv	emotional	körperlich	sozial
stimmungsaufhellend, beruhigend und entspannend	Förderung der Emotionsregulation	Steigerung von Körperbewusstsein und -wahrnehmung	Förderung sozialer Kompetenzen
Verbesserung der Selbstwahrnehmung	Förderung der Verbundenheit und Vertrauen in sich	Selbstwahrnehmung, Selbstbeobachtung	Empathie Stärkung
Förderung der Selbstberuhigung	Reduzierung automatischer Reiz-Reaktionsmuster	Entspannung und Stressreduktion	Förderung von Offenheit und Akzeptanz

Entspannungsgeschichten

Vorstellungen und Fantasie sind Begleiter unserer Gedankenwelt. Manchen Jugendlichen fällt es leichter als anderen, diese bewusst zu aktivieren. Entspannungsgeschichten bieten einen Rahmen, in dem Raum für Fantasie und eine Reise in die innere Gedankenwelt geschaffen wird. Es kann Abstand von stressvollen Situationen gewonnen und Verhaltensweisen können in der Fantasie erprobt werden. Auf physiologischer Ebene findet die Muskelentspannung statt, auf psychischer Ebene kann vom Abbau negativer Gefühle und vom Aufbau positiver Gefühle profitiert werden. Sowohl Konzentrationsfähigkeit als auch die Informationsverarbeitungs- und Gedächtnisprozesse werden gefördert und der Effekt von geistiger Entspannung kann eintreten. Ebenso wird das Aktivitätsniveau (z. B. bei innerer Unruhe und Hyperaktivität) durch die Entspannung verringert. Ein vertrauensvolles Verhältnis von Anleiterin und Jugendlichen ist unbedingt notwendig (Krowatschek & Hengst, 2010). Wichtig bei Entspannungsgeschichten ist ein Einstieg in die Fantasiereise und eine Rückführung in die Realität (Bläsius, 2010).

Beispiel

Ein **Einstieg** könnte wie folgt lauten:
»Suche dir eine bequeme Haltung. Lege dich entspannt auf den Boden oder lehne dich gemütlich mit dem Rücken an deinen Stuhl. Schließe die Augen. Wenn du das nicht möchtest, schau auf deine Knie oder suche dir einen Punkt im Raum. Atme dreimal tief ein und aus und versuche, ganz im Moment zu sein und deine jetzigen Gedanken davonfliegen zu lassen. Wir werden uns jetzt in deine Vorstellungs- und Fantasiewelt begeben. Spüre deine Arme, deine Beine, deinen Körper festverankert auf dem Boden. Atme ruhig ein und aus.«

Eine **Rückführung** könnte wie folgt lauten:
»Wir begeben uns nun wieder auf die Rückreise in die Realität. Spüre deine Arme und Beine und achte noch einmal auf deinen Atem. Öffne die Augen und gewöhne dich an das Licht. Schau dich um. Strecke dich und komm wieder in eine aufrechte Haltung.«

Es ist möglich, nach den Entspannungsgeschichten die Jugendlichen berichten zu lassen, wenn sie das wünschen, was sie erlebt haben (Bläsius, 2010).

Manche Jugendliche werden sich vielleicht ganz und gar nicht auf die Entspannungsphasen einlassen. Im Sinne der Freiwilligkeit können die Jugendlichen in dieser Zeit eine andere Aufgabe bekommen, beispielsweise etwas zeichnen oder einen Tagebucheintrag schreiben. Bei traumatisierten Jugendlichen ist Vorsicht geboten, da verschiedene Inhalte triggern können. Hat der Jugendliche beispielsweise negative Erfahrungen bei der Flucht auf dem Meer gemacht, sollte nicht die Wellen-Geschichte genommen werden.

Diese Entspannungsgeschichten dienen dazu, einen fiktiven Wohlfühlraum, eine gedankliche Komfortzone für die Jugendlichen zu erschaffen, in der sie zur Ruhe kommen und entspannen können.

Rosenberg (2016) ermutigt, Gefühlswellen (auch von unserem Gegenüber) mit zu surfen, in uns zu horchen, die Gefühle wahrnehmen und wieder zurückgehen lassen. Dabei gilt nach Taylor (2009, S. 146) die 90-Sekunden-Regel.

> When a person has a reaction to something in their environment, there's a 90-second chemical process that happens; any remaining emotional response is just the person choosing to stay in that emotional loop. Something happens in the external world and chemicals are flushed through your body which puts it on full alert. For those chemicals to totally flush out of the body it takes less than 90 seconds. This means that for 90 seconds you can watch the process happening, you can feel it happening, and then you can watch it go away.
>
> *Taylor (2008)*

Deutsche Übersetzung:

> Wenn eine Person auf etwas in ihrer Umgebung reagiert, findet ein 90-sekündiger chemischer Prozess statt; jede verbleibende emotionale Reaktion ist nur die Entscheidung der Person, in dieser emotionalen Schleife zu bleiben. Etwas passiert in der Außenwelt und Chemikalien werden durch Ihren Körper gespült, was ihn in Alarmbereitschaft versetzt. Es dauert weniger als 90 Sekunden, bis diese Chemikalien vollständig aus dem Körper gespült werden. Das bedeutet, dass Sie 90 Sekunden lang zusehen können, wie der Prozess abläuft, Sie können spüren, wie er geschieht, und dann können Sie zusehen, wie er verschwindet.

Die Neurowissenschaftlerin Jill Bolte Taylor betont, dass körperliche Reaktionen schon auftreten, bevor wir das Gefühl wahrnehmen. Die Gefühle selbst dauern nur ca. 90 Sekunden an und man kann selbst wählen, ob man in der »Gefühlschleife« bleiben möchte oder nicht.

Jugendliche mit Schwierigkeiten in der Impulskontrolle zeigen immer wieder Probleme, ihre Gefühle wahrzunehmen und zu reflektieren, teilweise versuchen sie sie zu unterdrücken. Gefühle kommen also wie eine Welle, stoppen langsam am Strand und gehen wieder zurück.

Übung • Entspannungsgeschichten

Die Entspannungsgeschichte auf **AB 8** »Feel and Surf the Waves« lädt zum Gefühle-Surfen ein. Die Jugendlichen können so in einem entspannten und geschützten Rahmen Emotionen und ihre damit verbundenen körperlichen Äußerungen wahrnehmen, gegebenenfalls spüren und anschließend reflektieren. Je nach Aufmerksamkeitsspanne der Jugendliche können beliebig viele »Wellen gesurft werden« und es bietet sich an, die 90 Sekunden Regel von Taylor (2009) vorzustellen. Insgesamt möchte ich an dieser Stelle noch einmal darauf hinweisen, dass eine zusätzliche Empathieförderung bei Impulskontrolle ratsam sein kann. Die Entspannungsgeschichte kann als Einstieg dazu genutzt und mit anderen Empathiefördermaßnahmen kombiniert werden.

Die Entspannungsgeschichte auf dem **AB 9** »Let it roll« soll den Jugendlichen verdeutlichen, dass sie Möglichkeiten zum Verdeutlichen der eigenen Handlungsauswahl haben und damit verbundenen Verantwortung für persönliche Entscheidungen und Konsequenzen. Zielfokussierung, Körperwahrnehmung und Muskelentspannung finden ebenfalls ihren Raum in dieser Geschichte.

Die Entspannungsgeschichte auf dem **AB 10** »Beat der Träume« dient dazu, dass die Jugendlichen sich einerseits überlegen, was ihre Träume sind, und andererseits sie zu bestärken, an ihre Träume zu glauben und Ziele positiv zu fokussieren. Weiterhin verdeutlicht die Entspannungsgeschichte das Wahrnehmen und Vorbeiziehen von Gedanken, wie es auch in einigen Meditationen gehandhabt wird.

12 Materialien

Als Medium für die Durchführung mit dem Jugendlichen wurde ein DIN-A5-Arbeitsheft gewählt. Dies gibt eine klare Struktur vor und erleichtert somit eine strukturierte Umsetzung. Zudem trägt das Verschriftlichen und Verbildlichen persönlicher Verhaltensweisen, Gefühle, Ziele und neu Erlerntem zur besseren Verarbeitung und Speicherung des Gelernten bei (Krapp & Seidel, 2014). Der Umfang beträgt 44 Seiten. Das Thema »Soziale Medien« zieht sich wie ein roter Faden durch das gesamte Programm. Weitere genutzte Medien sind zwei Lieder aus dem Hip-Hop-Genre sowie der Titelsong *VollControl* und dessen Instrumentalversion. Die Arbeit am Computer oder Tablet beispielsweise bei dem Erstellen eines Blogeintrags kann die Umsetzung des Programms attraktiver gestalten und fördert nicht zuletzt die Medienkompetenz. Für die anleitende Person gibt es eine Handreichung in Form eines tabellarischen Ablaufplans und Beschreibung der Aktivitäten in den einzelnen Einheiten. Neben der gebotenen Übersichtlichkeit soll es zu einer einfachen Einarbeitung für die anstehende Durchführung der Einheiten dienen. Weiterhin sind in den Zusatzmaterialien die ControlCards als Methode zur Selbstinstruktion (angelehnt an Petermann & Petermann, 2012) sowie die Reflexionsbögen für die Wochen der Durchführung des Programms als auch der Reflexionsbogen zur längerfristigen Förderung. Alternativ können letztere durch die Benutzung der Control-IT-Webseite abgelöst werden.

Arbeitsheft

Das Arbeitsheft ist als Broschüre für die Jugendlichen gedacht. Farbige Materialien, die durchaus motivierender auf einige Jugendliche wirken können, sind im E-Book zu finden. Alternativ können die Kopiervorlagen aus dem Buch als Arbeitsblätter genutzt werden. Die Arbeitsblätter bieten den Vorteil, dass man im individuellen Tempo der Jugendlichen arbeiten kann und ggf. mehr Einheiten für die Durchführung der Förderung als vorgegeben nutzt.

Anleitung für durchführende Person

Die folgende Anleitung bietet einen Vorschlag zur Umsetzung und erleichtert die Einarbeitung in das Programm. Selbstverständlich kann je nach Jugendlichen das Vorgehen variiert oder ergänzt werden.

Zusatzmaterial

Im Zusatzmaterial im Anhang finden Sie die Control-IT-Bögen zur Reflexion und die ControlCards für die Selbstverbalisationstechnik. Es empfiehlt sich, die ControlCards farbig auszudrucken (aus dem E-Book) und zu laminieren. Des Weiteren gelangen Sie über den QR-Code, den Sie mit dem Smartphone einlesen können, oder über den Link zum *VollControl*-Rap, der Bestandteil jeder Einheit ist.

Control-IT-Webseite

Die Control-IT-Webseite wurde entwickelt, um die Reflexion attraktiver und ökonomischer für die Jugendlichen zu gestalten. Sie können die analogen Reflexionsbögen ersetzen. Ein digitales Endgerät, entweder das persönliche Smartphone des Jugendlichen oder ein Tablet, Laptop oder Computer der Schule oder der Therapeutin sind für die Anwendung notwendig. Vorteile der digitalen Auswertung sind:

- Die Reflexionsbögen können nicht verloren gehen.
- Schnelle Darstellung der Auswertung ist möglich.
- Die Daten können an die Anleiterin übermittelt werden.
- Zusammenfassungen der Zielerreichungen sind einsehbar.
- Motivierender Chat mit Modellcharakter als Format.

Die Control-IT-Webseite stellt die Selbstreflexion und die Arbeit an persönlichen Lern- und Verhaltenszielen in den Fokus. Hier sind eine kontinuierliche Reflexion, Auswertung und Phasen des konstruktiven Feedbacks notwendig. Nach einer Analyse, und einem geeigneten Diagnoseverfahren werden in Absprache mit dem Jugendlichen Ziele aufgestellt. Verschiedene pädagogische Konzepte arbeiten an dem stufenweisen Erreichen von Entwicklungszielen, so z. B. ETEP (Entwicklungstherapie/Entwicklungspädagogik, vgl. etep.org).

Auf der Webseite können ein Zielpool gespeichert und die Ziele verändert werden (z. B. wöchentlich). Die Control-IT-Webseite bietet eine transparente und strukturierte Plattform, diese in einer ökonomischen und für Jugendliche attraktiven Form, mit einem an ihrer Lebenswirklichkeit orientiertem Design zu dokumentieren und auswerten zu lassen. Die Auswertung kann an die Therapeutinnen oder Lehrkräfte weitergeleitet werden. Teil der Webseite sind ebenso ein Chat mit dem Modellcharakter John und die Erstellung eines eigenen Profils. Eine Sammlung, in der der Jugendliche seine Erfolgserlebnisse, Stärken und Fähigkeiten eintragen und immer wieder ergänzen kann, trägt zum Fokus auf Ressourcen und damit zur Stärkung des Selbstkonzepts und Selbstwirksamkeitsverdeutlichung bei. Die Quantifizierung dieser soll anspornen und die Menge positiver Ereignisse und Eigenschaften darstellen.

Die Bedienung der Anwendung ist intuitiv und sehr einfach gehalten, da sich das Design und die Anwendung der Webseite stark an weitverbreiteten Social Media-Plattformen orientiert. Zusätzlich werden klare Hinweise beim Verwenden der Webseite gegeben.

Auch für andere Förderungen oder reguläre Zielarbeit im Klassenverband kann die Webseite genutzt werden.

> **Wichtig**
>
> Auf die Webseite gelangen Sie und die Jugendlichen unter www.control-it-reflexion.de
>
> oder scannen Sie den QR-Code mit einem mobilen Endgerät ein.
>
> - #1 Registrieren mit E-Mail und einem Passwort
> - #2 Los geht's! Die Selbstreflexion und Auswertung können beginnen.

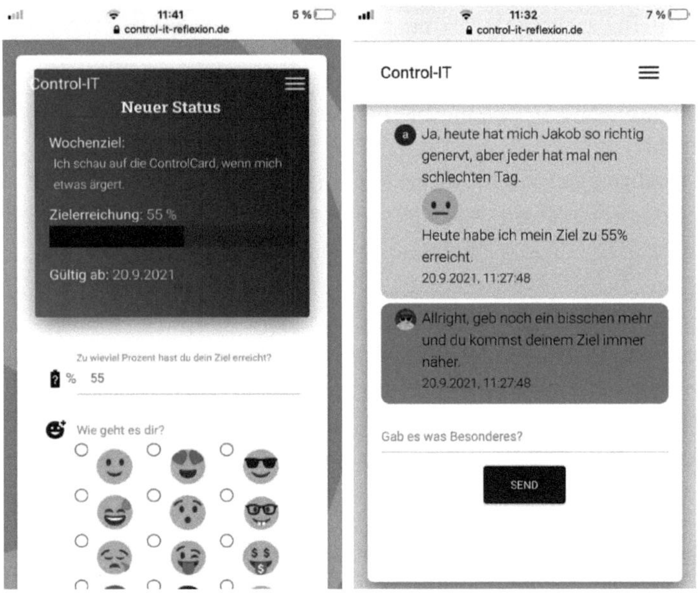

Abbildung 12.1 Beispiele: Screenshots der Control-IT-Webseite

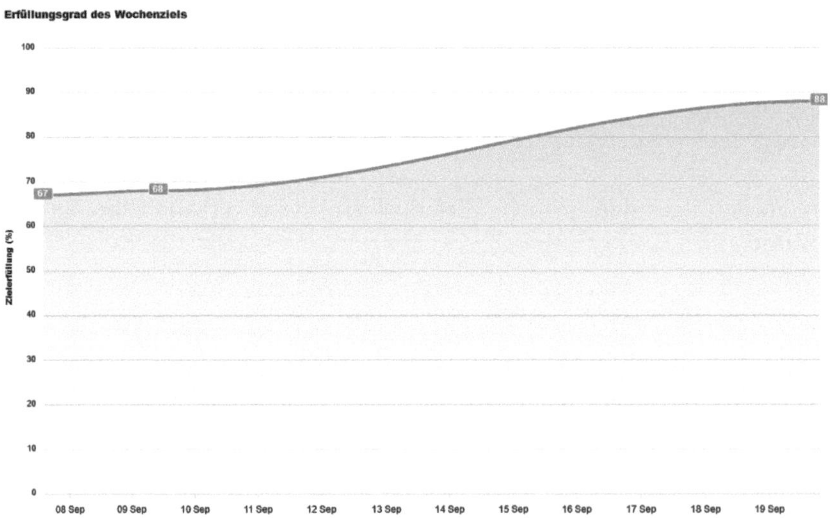

Abbildung 12.2 Beispiel für Auswertung über die Control-IT-Website

Informationen für Eltern oder Sorge- und Fürsorgeberechtigte

Um die Eltern oder Sorge -und Fürsorgeberechtigte in den Entwicklungsprozess mit einzubeziehen, ist es wichtig, sie über den Prozess und die Inhalte des Trainings zu informieren. Ob als Zusammenfassung des Beratungsgesprächs oder als schriftliche Information, bietet es sich an, das **INFO 1** »Informationen für Eltern oder Sorge -und Fürsorgeberechtigte« (im Anhang) mit auszuhändigen.

Weiterführende Arbeitsblätter für Therapie und Förderung finden Sie im Anhang.

Anmerkungen der Autorin

Ermutigungen für »Wenn's mal nicht so läuft...«.

Aus eigener Erfahrung weiß ich, wie herausfordernd oder sogar schwierig es sein kann, Jugendliche mit Schwierigkeiten in der Impulskontrolle zu fördern. Dennoch möchte ich Sie ermutigen, auch wenn Anfangs eine Abneigung da ist, an der Förderung festzuhalten und an einen Erfolg zu glauben. Vielleicht zeigt sich ein Erfolg nicht unmittelbar, aber das Beschäftigen mit der eigenen Impulsivität und Impulskontrolle wird langfristig Folgen haben und Selbstreflexion ist wichtig für die persönliche Weiterentwicklung

Seien Sie nicht nachtragend, nach einer Thematisierung von Problemen sollten dem Jugendlichen neue Chancen gegeben werden.

Glauben Sie an den Jugendlichen und seine Fähigkeiten und fokussieren sie die kleinen Erfolge. Die Zeit der Förderung soll zwar als Aufarbeitung und zur Reflexion von Konflikten dienen, nicht aber zur Schuldzuweisung oder Erniedrigung. Ziel der Förderung ist es, dass die Jugendliche ihre eigene Selbstwirksamkeit durch die Anwendung der Methoden erleben kann und selbstbewusst aus der Förderung heraus gehen kann.

Glauben Sie an Erfolge. Konzentrieren Sie sich auf die positiven Seiten und Ressourcen der Jugendlichen. Bleiben Sie hartnäckig und geben Sie nicht gleich bei dem ersten Gegenwind auf. Glauben Sie an Ihre pädagogischen oder therapeutischen Fähigkeiten, gestehen Sie sich aber auch ein, wenn Ihr Handlungsspielraum an die Grenzen gerät und zusätzliche Hilfe nötig wird.

Arbeiten Sie multiprofessionell zusammen. Gemeinsam kann man mehr bewirken.

Danksagung und eine kleine Entstehungsgeschichte von *VollControl*

Dass dieses Buch genau so entstehen konnte, habe ich vielen Menschen zu verdanken, die mir immer wieder in den letzten fünf Jahren begegnet sind: längere Freundschaften, unterstützende Familie, spontane Begegnungen, engagierte Professionelle aus Wissenschaft, Pädagogik, Psychologie, Design, IT, Wirtschaft, Literatur, Musik und Lebenskünstler.

Begonnen hat die Idee in einer Gruppenarbeit in meinem Studium, in der Florian, Fanny und ich ein Kind mit Schwierigkeiten der Impulskontrolle fördern sollten. Schnell stießen wir an die Grenzen altersangemessenen und »coolen« Fördermaterials und wurden kreativ. Florians Expertise in Hip-Hop brachte uns zu Kontra Ks Hit *Bleib ruhig* und die Förderung begann. Unser Dozent Herr Däßler war begeistert von der Idee und ermutigte uns, *daraus was zu machen*. Das machte ich letztendlich zwei Jahre später in meiner Staatsexamensarbeit mit Prof. Dr. Kerstin Popp und Hans Christian Karger als Betreuer. Ich entwickelte das Trainingsprogramm *VollControl*, welches ich 2018 erstmals wissenschaftlich an einem Einzelfall untersuchte. Daraufhin gab es viele Evaluationsversuche und ich ließ die Arbeit ruhen – bis ich nach einem längeren Auslandsaufenthalt mit Franzi Kreusel und Lisa Krasselt in der Mensa saß und diese mich bestärkten, das Training zu veröffentlichen. Danke an meinen Dozenten Dr. Jakob Heuschmidt, der mit mir das Training evaluierte und mich vor allem darin bestärkte, das Programm zu veröffentlichen, an einem Punkt, wo ich es mir selbst noch nicht vorstellen konnte.

Da ich vieles aus dem sehr gut evaluierten *Training mit aggressiven Kindern* (Petermann & Petermann, 2012) weiterentwickelt hatte, schrieb ich eine E-Mail an Herrn Prof. Dr. Franz Petermann, der mich dann an seine Frau Prof. Dr. Ulrike Petermann weiterleitete und für deren Unterstützung ich sehr dankbar bin. Sie evaluierte mit mir Inhalte, half, ein Forschungsdesign aufzustellen, vermittelte Kontakte und bestärkte mich, das Programm zu veröffentlichen. Das Programm brauchte ein neues Design.

Ein besonderer Dank geht hierbei an Fanny Reuther als Sonderpädagogin und Freundin. Mit ihrem Talent im Graphikdesign übernahm sie diese große Aufgabe, steckte viel Zeit und Ideen in die Arbeit. Das Ergebnis war hervorragend. Danke für deine Kreativität, deine Unterstützung und Zeit.

Im Flugzeug in Bogota traf ich zufällig Mauricio Vivas, einen erfahrener Graphikdesigner mit Erfahrung im Design für Menschen mit Beeinträchtigung, er gab uns noch ein paar Tipps zur Optimierung des Designs.

Danke auch an Franziska Kreusel, die den Comic zeichnete und mir immer wieder mit Ideen und Feedback zur Seite stand.

Zwischenzeitlich zog Inga als Zwischenmieterin in unsere WG ein und nahm mit der Rapstimme von Ruben Heimbold und Unterstützung von Philipp Kurowski den *VollControl*-Rap auf, bereicherte ihn durch ihre Stimme und vermittelte den Kontakt zu

Nico Regel, dessen geniale Beats wir verwenden durften. Herzlichen Dank dafür. Danke für eure Kreativität, Leichtigkeit und den Spaß beim Aufnehmen des *VollControl*-Raps.

Ein besonderer Dank geht an Carmen Vogt, die mir während meiner gesamten Staatsexamensarbeit mit offenen Ohren, Ideen, Ehrlichkeit und Ablenkung zur Seite stand, die mich in der Umsetzung der Studie mit ihrer Schulleiterin Frau Schnabel vom Förderzentrum »Clemens Winkler« aus Brand-Erbisdorf in der Umsetzung der Studie maßgebend unterstützte, indem sie mir sehr viele Testbogen abnahmen und viel Zeit in das Ausfüllen dieser reinsteckten und das Programm mit ihren Schülern sogar durchführten.

In Bezug auf die Umsetzung der Wirksamkeitsstudie geht ebenso ein ganz herzlicher Dank an Marvin Melzer, der ebenso das Training mit seinen Schüler:innen testete und viel Zeit in das Ausfüllen der Testbögen investierte, sowie an Moira Both, die die Kontrollgruppe testete. Ein weiterer Dank geht auch an Fanny Reuther, Frau Förster, Frau Ulrike Oels, Frau Blankenburg und Frau Meyer die mir halfen, die Studie an ihren Schulen umzusetzen. Vielen Dank auch an alle, die mir beim Maske aufstellen und Auswerten der Studie halfen.

Frau Karin Ohms vom Beltz Verlag wurde meine Lektorin, wofür ich sehr dankbar bin. Mit Erfahrung, Offenheit, guter Laune, Struktur und Ideen bereicherte sie das Buch und korrigierte dabei nebenbei meine Rechtschreibung und manche Formulierungen. Danke für die angenehme Zusammenarbeit.

Danke an Frau Ahl und Frau Eischett, die mir als Schulleitung der Temple-Grandin Schule ermöglichten, ein ganzes Unterrichtsfach »VollControl mit Rap und sozialen Medien« an der Schule zu testen. Danke auch an meine Kolleg:innen der Temple-Grandin Schule, die mich in meinem pädagogischen Handeln prägten, wertvolle Werte und Methoden vermittelten und mir als Berufsanfänger schon viel zutrauten. Danke auch an Frau Uhle, die Schulleitung der Lindenhofschule, die mich in den ersten Schritten der Studie ermutigte.

Ein herzlicher Dank an meine Seminarleiter:innen aus dem Referendariat Sonderpädagogik, die mich in meinem pädagogischen Handeln beeinflusst und in meiner Arbeit am Impulskontrolle Training bestärkt haben, danke Frau Kling, Herr Gelew und Frau Granzow-Seidel. Danke an Frau Klemm, die während meiner Modulprüfung die Idee hatte, eine digitale Form zur Reflexion und Zielüberprüfung einzusetzen. Zufällig war mein derzeitiger Mitbewohner IT-Entwickler.

Tausend Dank damit an Nico Inhoffen, der unzählige Stunden in die Erstellung und Optimierung der Control-IT-Webseite steckte und damit seinen Beitrag zur Digitalisierung von *VollControl* beitrug. Danke für deine Energie, Professionalität und Ermutigungen.

Danke auch an meine Eltern, die mich in allen Phasen unterstützten, die mir mehr zutrauten, als ich mir selbst und mir wertvolle Werte vermittelten. Danke an Mama für die Korrekturen und das Unterstützen beim Vor- und Nachbereiten der Studie. Danke auch an Papa für das Lehren des Andersdenken und die fachlichen und fruchtbaren Diskussionen.

Danke an Kathrin Lena Orso, die mir mit ihrer Erfahrung im Autorinnensein in den verschiedenen Phasen zur Seite stand.

Danke an meine Freunde, die immer ein Ohr für mich hatten und mich bestärkten. Danke an Reisebekanntschaften aus dem Surfort Baleal und aus Nordspanien, an Helvin und seine Mutter Sara, die mich während der intensivsten Arbeitsphasen begleiteten und inspirierten. Die ein oder andere Inspiration wird sich vielleicht in dem Programm wiederfinden. Danke an Matt und Patt aus Irland, die mir den Ignore-Button zeigten.

Danke an meine Schüler:innen, die das Training erprobten, und euer ehrliches Feedback, was das Programm letztendlich näher an die Lebenswirklichkeit Jugendlicher gebracht hat.

Und wie ist nun das Ende der Geschichte?

Einigen Impulsen folgend, andere Impulse kontrollierend, mit Freude an dem was man tut, Geduld, Zeit, der Chance viel zu lernen, talentierten und engagierten Menschen an der Seite und vor allem Menschen die an einen glauben, wurde dieses Buch mitsamt dem Zusatzmaterial möglich und dafür bin ich sehr dankbar.

Anhang

Übersicht über die Arbeitsblätter

Arbeitsheft VollControl

Anleitung für die durchführende Person

Arbeitsblätter

ControlCards

Literatur

Bildnachweis

Sachwortverzeichnis

Übersicht über die Arbeitsblätter

Arbeitsheft VollControl
Dieses Arbeitsheft erhalten die Jugendlichen zum Ausfüllen. Hier können die Schritte des Trainings individuell protokolliert werden. Es bietet sich an, dieses als Broschüre bzw. im DIN-A5-Format zu drucken.

Anleitung für die durchführende Person
Anleiterinnen finden hier eine Übersicht, wie sie die einzelnen Elemente des *VollControl*-Trainings umsetzen können.

AB 1 Finde deine persönlichen Auslöser
In der ersten Einheit des *VollControl*-Trainings soll beobachtet und herausgearbeitet werden, welche Auslöser zum Kontrollverlust der eigenen Impulse führen. Das Arbeitsblatt unterstützt bei der Selbstbeobachtung und Reflexion der persönlichen Auslöser.

AB 2 Control-IT - #Mein Ziel für diese Woche
Innerhalb des Trainings stellt sich der Jugendliche jede Woche ein neues Ziel auf. Die Zielerreichung soll täglich anhand des Control-IT-Bogens reflektiert werden. Sie dient als Ausgangspunkt für Entwicklungs- und Feedbackgespräche mit dem Jugendlichen.

AB 3 Control-IT - #Longterm
Um langfristig an den Zielen zu arbeiten bzw. bereits erreichte Entwicklungsschritte zu festigen, bietet der Control-IT #Longterm Bogen die Möglichkeit, das eigene Verhalten täglich über einen längeren Zeitraum einzuschätzen und zu evaluieren.

INFO 1 Informationen für Eltern oder Sorge- und Fürsorgeberechtigte
Im Sinne einer mulitprofessionellen Zusammenarbeit und damit die Eltern oder Sorge- und Fürsorgeberechtigte über das Training der Impulskontrolle ausreichend informiert werden, bietet es sich an, entweder ergänzend zu Beratungen oder als schriftliche Mitteilung den Eltern oder Sorge- und Fürsorgeberechtigte dieses Informationsblatt auszuhändigen.

AB 4 Graffiti der Fähigkeiten
Anhand dieser Übung können die Jugendlichen über ihre Fähigkeiten und Ressourcen in künstlerischer Form reflektieren. Die Übung dient neben der Entspannung zur Stärkung des Selbstkonzepts.

AB 5 Sag's gewaltfrei – #Be strong with words
Die gewaltfreie Kommunikation nach Rosenberg (2016) wird anhand des Arbeitsblattes für Jugendliche leicht verständlich gemacht. Die Methode wird erklärt und kann anhand von Beispielen geübt werden.

AB 6 Ich-Botschaften senden
Auf diesem Arbeitsblatt wird erklärt, wie Jugendliche Ich-Botschaften richtig formulieren können. Ich-Botschaften als wichtiger Teil der gewaltfreien Kommunikation können anhand dieses Arbeitsblattes geübt werden.

AB 7 Die 4 Seiten einer Message

Schulz von Thun (2016) machte mit dem 4-Seiten-Modell deutlich, dass Nachrichten auf vier verschiedenen Ebenen gesendet oder empfangen werden können. Um Missverständnisse und unnötigen Konflikten vorzubeugen, lohnt es sich, den Jugendlichen das Modell mit diesem Arbeitsblatt näherzubringen.

AB 8 Feel and Surf the Waves

Die Entspannungsgeschichte auf diesem Arbeitsblatt lädt zum Gefühle-Surfen ein. Die Jugendlichen können so in einem entspannten und geschützten Rahmen Emotionen und ihre damit verbundenen körperlichen Äußerungen wahrnehmen, gegebenenfalls spüren und anschließend reflektieren. Je nach Aufmerksamkeitsspanne der Jugendlichen können beliebig viele »Wellen gesurft« werden und es bietet sich an, die 90-Sekunden-Regel von Taylor (2009) vorzustellen.

AB 9 Let it roll

Die Entspannungsgeschichte *Let it roll* soll den Jugendlichen zeigen, dass sie Möglichkeiten zum Verdeutlichen der eigenen Handlungsauswahl haben und der damit verbundenen Verantwortung für persönliche Entscheidungen und Konsequenzen. Zielfokussierung, Körperwahrnehmung und Muskelentspannung finden ebenfalls ihren Raum in dieser Geschichte.

AB 10 Beat der Träume

Diese Entspannungsgeschichte dient dazu, dass die Jugendlichen sich einerseits überlegen, was ihre Träume sind, und andererseits sie zu bestärken, an ihre Träume zu glauben und Ziele positiv zu fokussieren. Weiterhin verdeutlicht die Entspannungsgeschichte das Wahrnehmen und Vorbeiziehen von Gedanken, wie es auch in einigen Meditationen gehandhabt wird.

AB 11 Energielevel – #Find the right balance

Mit diesem Arbeitsblatt kann gemeinsam mit den Jugendlichen über ihren Energiehaushalt und die richtige Balance aus Anspannung und Entspannung reflektiert werden.

Diagnostik 1 Beobachtung: Wo und wann kommt es zu Auffälligkeiten in der Impulskontrolle?

Der Beobachtungsbogen unterstützt die Diagnostik, um Handlungen mit fehlender Impulskontrolle zu erfassen und zu quantifizieren. Ebenso werden die damit verbundenen Reaktionen anderer festgehalten.

Diagnostik 2 Explorationsbogen für Eltern oder Sorge- und Fürsorgeberechtigte

Der Explorationsbogen für Eltern oder Sorge -und Fürsorgeberechtigte dient als Gesprächsleitfaden. Im Fokus steht die Entwicklung der Jugendlichen, Verhaltensweisen in Freizeit und Schule sowie die soziale Integration und Zusammenarbeit von häuslichem Umfeld der Jugendlichen und Therapeuten oder Anleiterinnen während des Trainings. Neben der Thematisierung von Problemen und Konflikten wird immer wieder der Blick auf die Ressourcen der Jugendlichen gelenkt.

Auf den Arbeitsblättern werden verschiedene Icons eingesetzt, damit Sie auf den ersten Blick sehen können, für wen das Arbeitsblatt gedacht ist. Folgende Icons gibt es:

- **J** Dieses Arbeitsblatt ist für die Jugendlichen zum Bearbeiten.
- **E** Auf diesen Arbeitsblättern werden Informationen von den Eltern bzw. Sorge- und Fürsorgeberechtigten gegeben oder erhoben.
- **T** Dieses Arbeitsmaterial ist für Therapeut:innen gedacht.

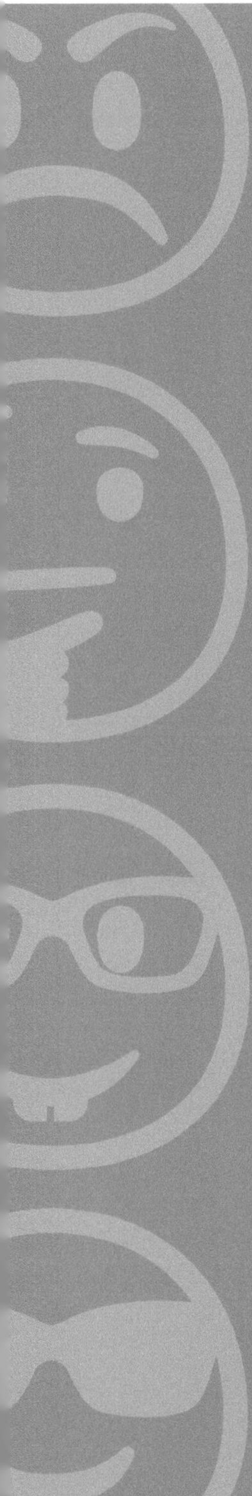

Alles VOLL Control

Name_

Ich kann schaffen, was ich will!

Hier siehst du die verschiedenen Stufen von VollControl.

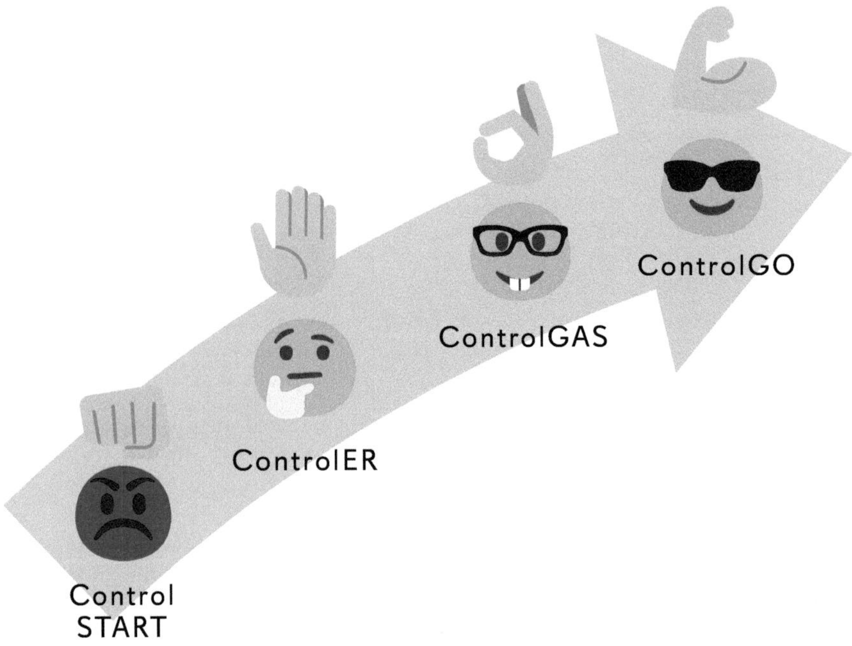

Trage dein Ziel ein, was du am Ende des Programms erreichen willst.

Mein Ziel:

Let's Start

Hey! Wie geht's dir denn heute?

Markiere den passenden Smiley.

Was erwartest du von VollControl?

Wir setzen Cookies ein um dir zu helfen, dein ControlSystem zu steuern.
Sie ermöglichen dir nach 4 Wochen ControlER zu werden.
Durch deine Teilnahme stimmst du dem zu.
Weitere Informationen findest du unter den Control-Richtlinien.

OK

Control-Richtlinien

Mit der Teilnahme an dem Programm stimmst du einer aktiven Mitarbeit für 4 Wochen zu, dazu gehört pro Woche einmal 45 Minuten am VollControl-Training teilzunehmen.

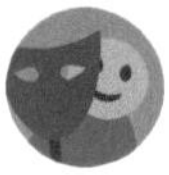

Datenschutz

Ehrlichkeit ist ein Schlüssel zum Erfolg. Alle deine Angaben und Daten werden vertraulich behandelt und bleiben nur zwischen dir und der durchführenden Person.

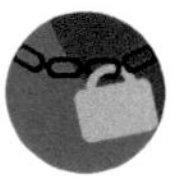

Sicherheit

Mit der Teilnahme stimmst du einer durchgehenden Teilnahme an den 4 Sitzungen à 45 Minuten zu. Mit Sicherheit wird sich das Dranbleiben auszahlen!

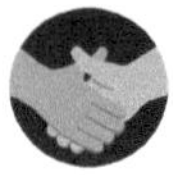

Respekt und Wertschätzung

Genauso, wie du ernst genommen und respektiert werden willst und wirst, wird auch von dir erwartet, den Anleitungen der durchführenden Person Folge zu leisten und sie zu respektieren. Über alle Uneinigkeiten kann geredet werden.

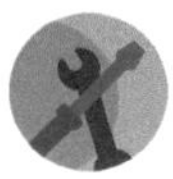

Sicherheitstools

Um den Erfolg zu sichern, soll auch unter der Woche jeden Tag der Control-IT Bogen ausgefüllt werden.

Hier ist Platz für eine dir wichtige Vereinbarung:

Wenn ein ControlER gegen diese Richtlinien verstößt und es nach einer ersten Ermahnung erneut zum Verstoß kommt, werden Konsequenzen von der durchführenden Person festgelegt.

Nur noch Zustimmen und alles schaffen mit VollControl!

#Durchführende Person

#ControlER

That's me - Persönliche Tops und Flops

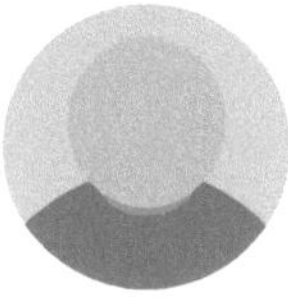

That's Me!

Name ....

Klasse ....

Was waren Tops und Flops in deinem Leben?

Trage in die Daumen ein, was du gut / nicht so gut kannst.

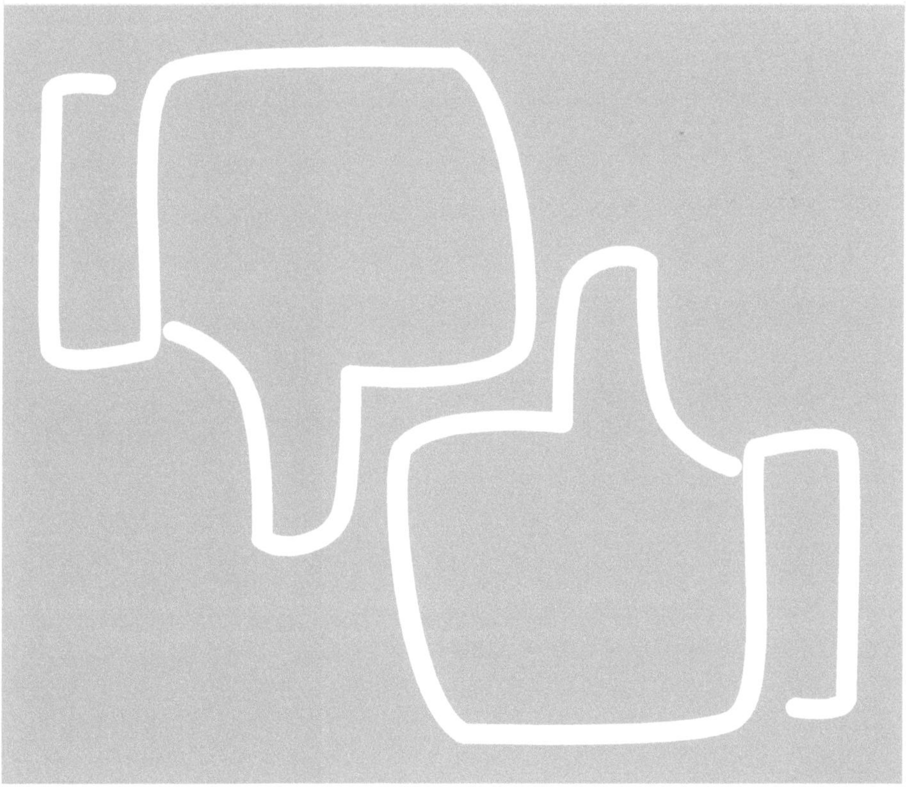

Control START

ControlSTART

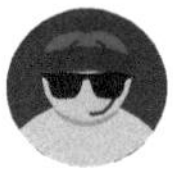

John

Hey du!
Na, alles klar?
Ich heiße John und bin 13 Jahre alt. Am liebsten häng ich mit meinen Jungs ab und hör gern Hip Hop.
Hin und wieder hatte ich ziemlich Stress zu Hause und der Schule (voll nervig ...), weil ich mich einfach nicht unter Kontrolle hatte. Aber von jetzt an ist alles VOLL CONTROL!
Wenn du das auch schaffen willst, würde ich sagen: ControlStart!!!!

Finde ich cool • Kommentieren • Vor 5 min

23 Schüler finden das cool

Höre dir die erste Strophe von Johns VollControl Rap an und schreibe auf, über welche Probleme John spricht.

Das bringt mich zum ausrasten!

Antworte auf die Message. Wie reagierst du?

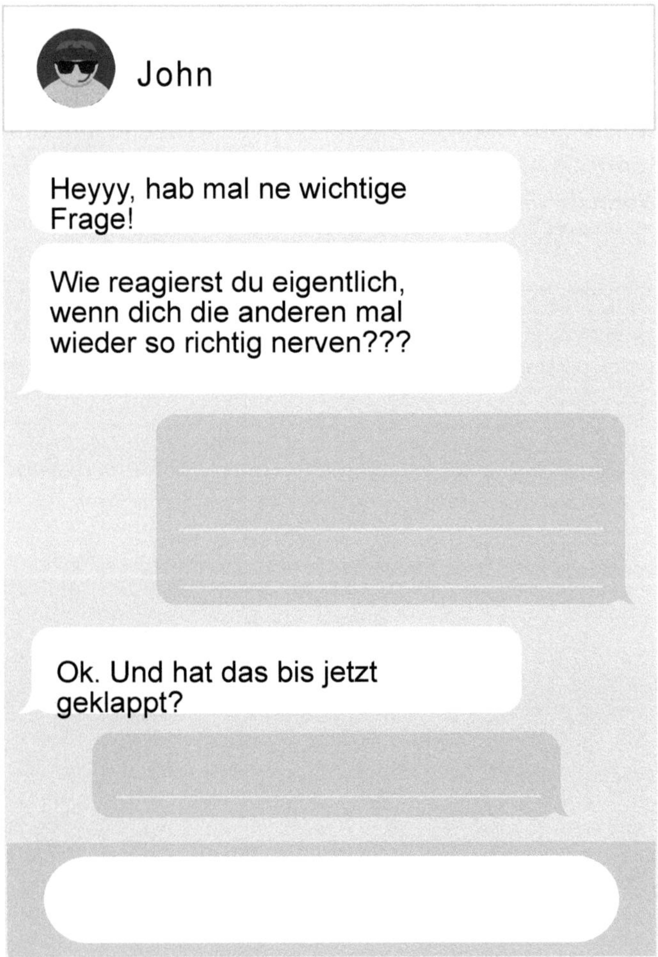

Das geht in mir ab …

Markiere, was du aus Ausrastsituationen von dir kennst.

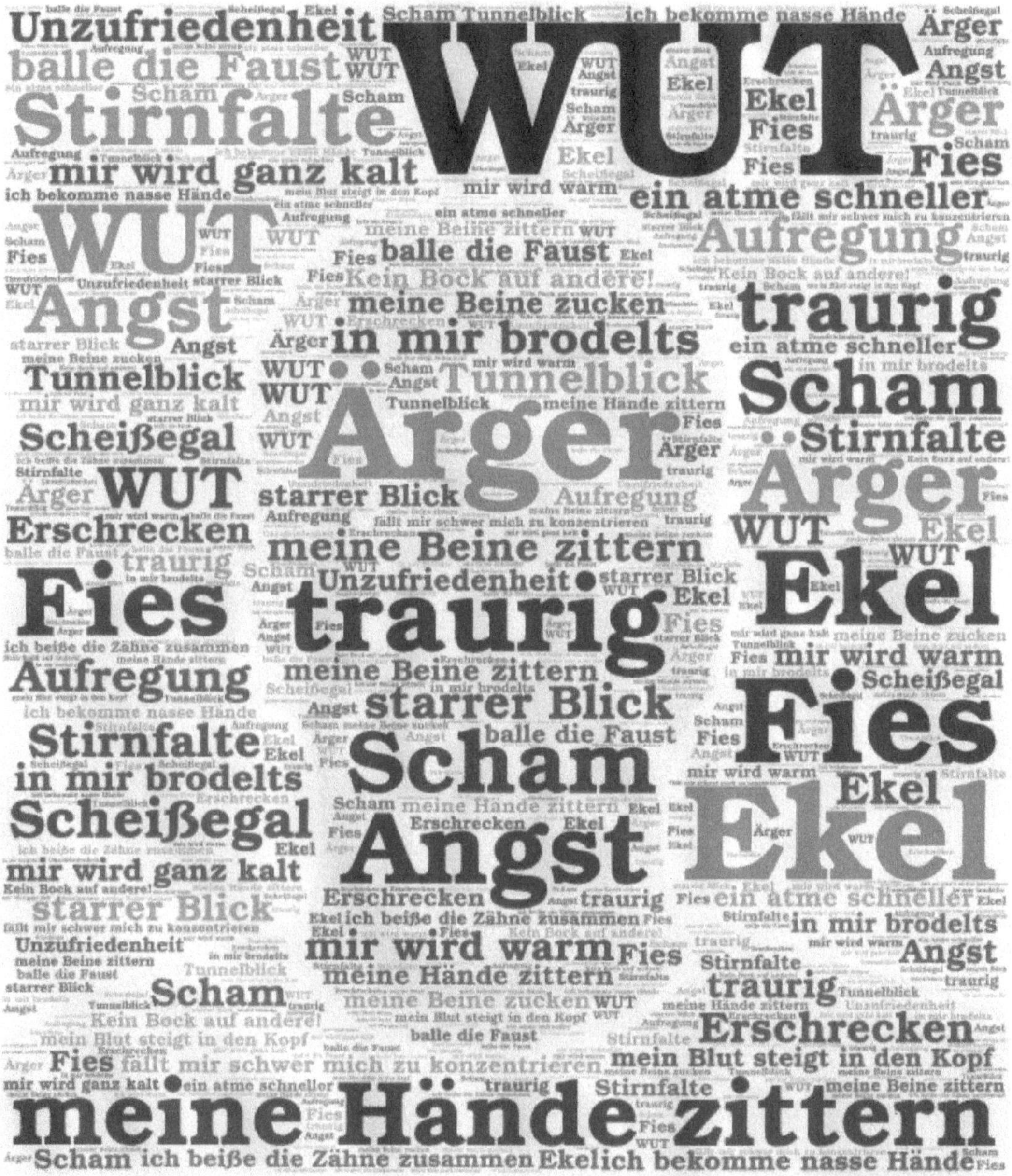
WUT
Unzufriedenheit
balle die Faust
Stirnfalte
mir wird ganz kalt
ich bekomme nasse Hände
Scham
Tunnelblick
Ärger
Angst
Ekel
Fies
traurig
ein atme schneller
Aufregung
Kein Bock auf andere!
meine Beine zucken
in mir brodelts
meine Beine zittern
starrer Blick
Erschrecken
Scheißegal
mir wird warm
ich beiße die Zähne zusammen
meine Hände zittern
mein Blut steigt in den Kopf
fällt mir schwer mich zu konzentrieren

Out of Control!

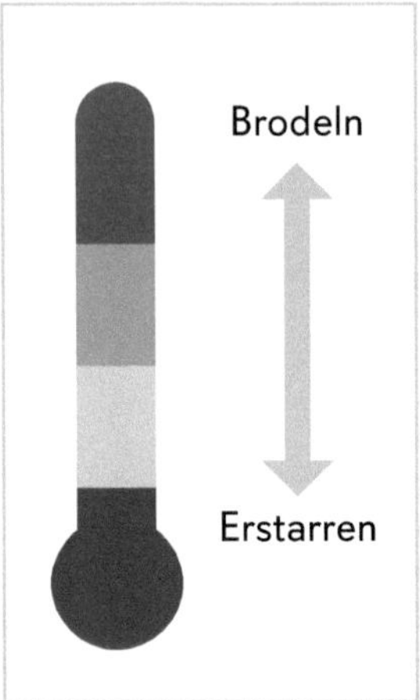

Wenn wir die Kontrolle verlieren, laufen in unserem Körper verschiedene Prozesse ab.

Ordne die Gefühle dem ControlGangster zu.

Male die Stellen in dem Körper an, die du fühlst, wenn du ausrastest.

Traurigkeit	Wut	Scham	Angst

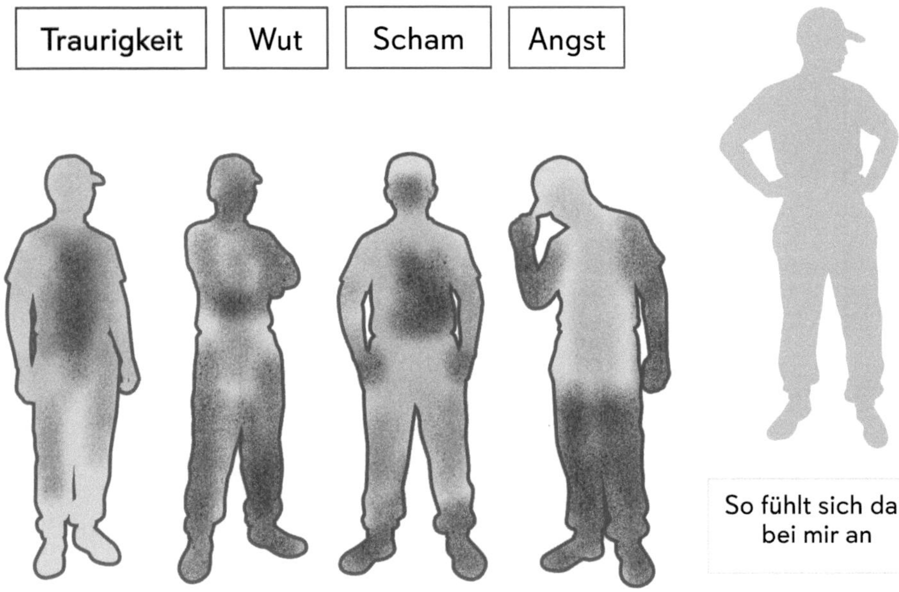

So fühlt sich das bei mir an

Schreibe auf, was in dir passiert.

ControlSYSTEM

Wir funktionieren ähnlich wie ein Computer!

Schau dir das System genau an.

Beschrifte das System mit einer Konfliktsituation aus deinem Leben.

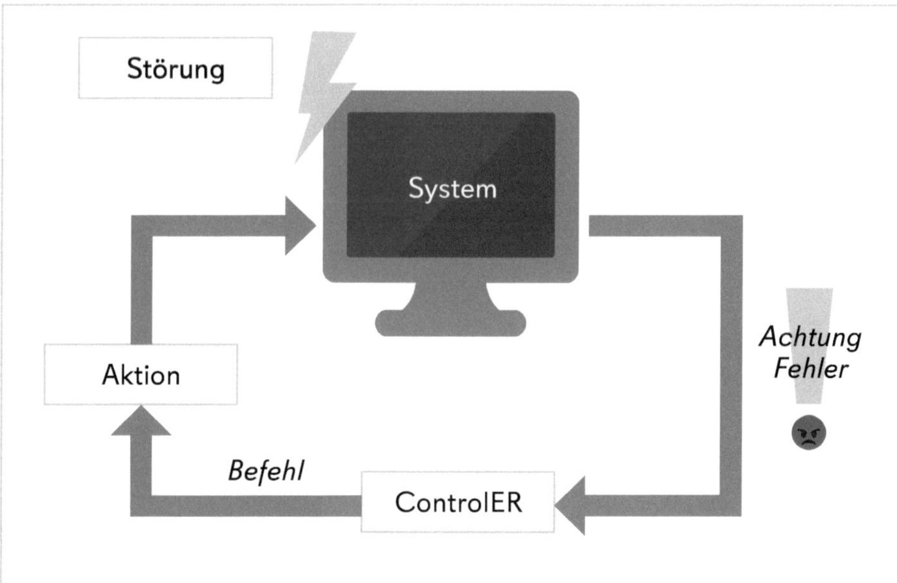

Markiere mit rot, was du beeinflussen kannst, und mit blau, was nicht.

Was kann ich selbst beeinflussen?

Was kann ich nicht beeinflussen?

ControlGangster Out of Control?

DJ Hunter zu Rapper KI1:

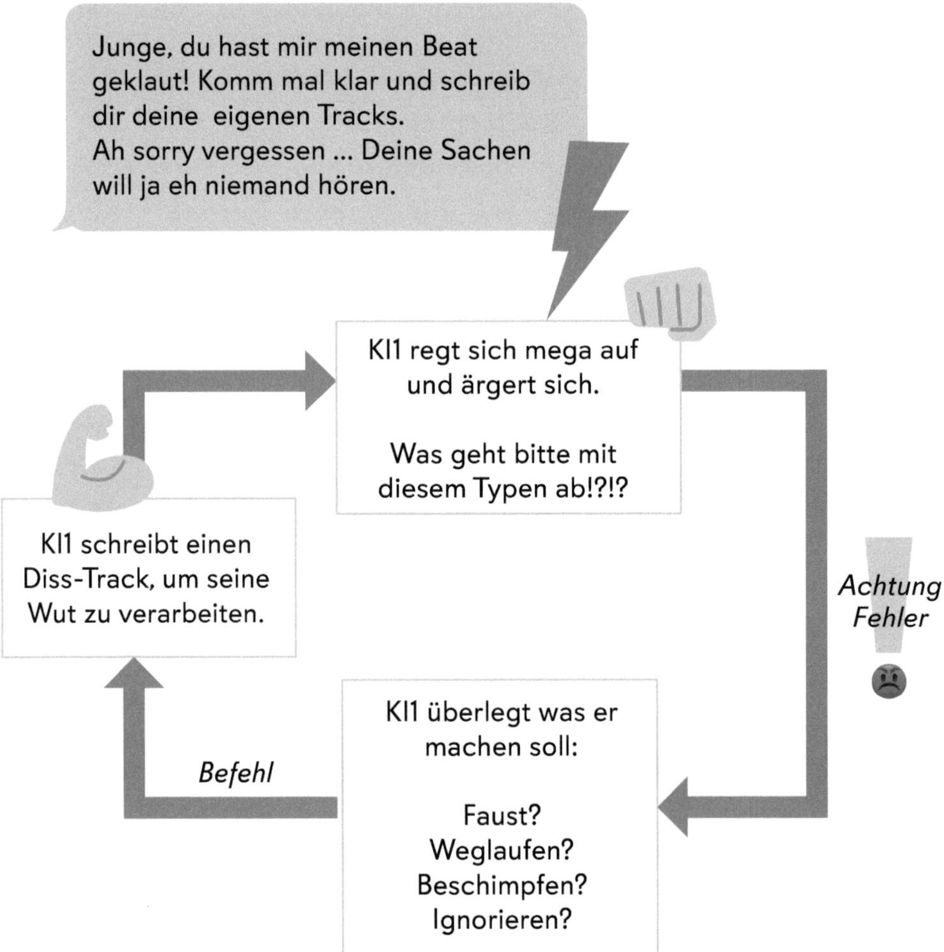

Welche Out-of-Control-Situationen kennst du von dir?

Was hilft dir, dein System unter Kontrolle zu bringen?

Was hindert dich?

The END.

Vervollständige den Chat und kommentiere Johns Status.

Hey! Na, wie war's heute?

Konntest du dir was mitnehmen? Oder lief was nicht so gut?

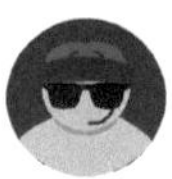

John

Neue Woche, neue Chance.
Was ist dein ZIEL für die nächste Woche? Was nimmst du dir vor?

Finde ich cool · Kommentieren · Vor 5 min

12 Schüler finden das cool

Lass' nen Kommentar da …

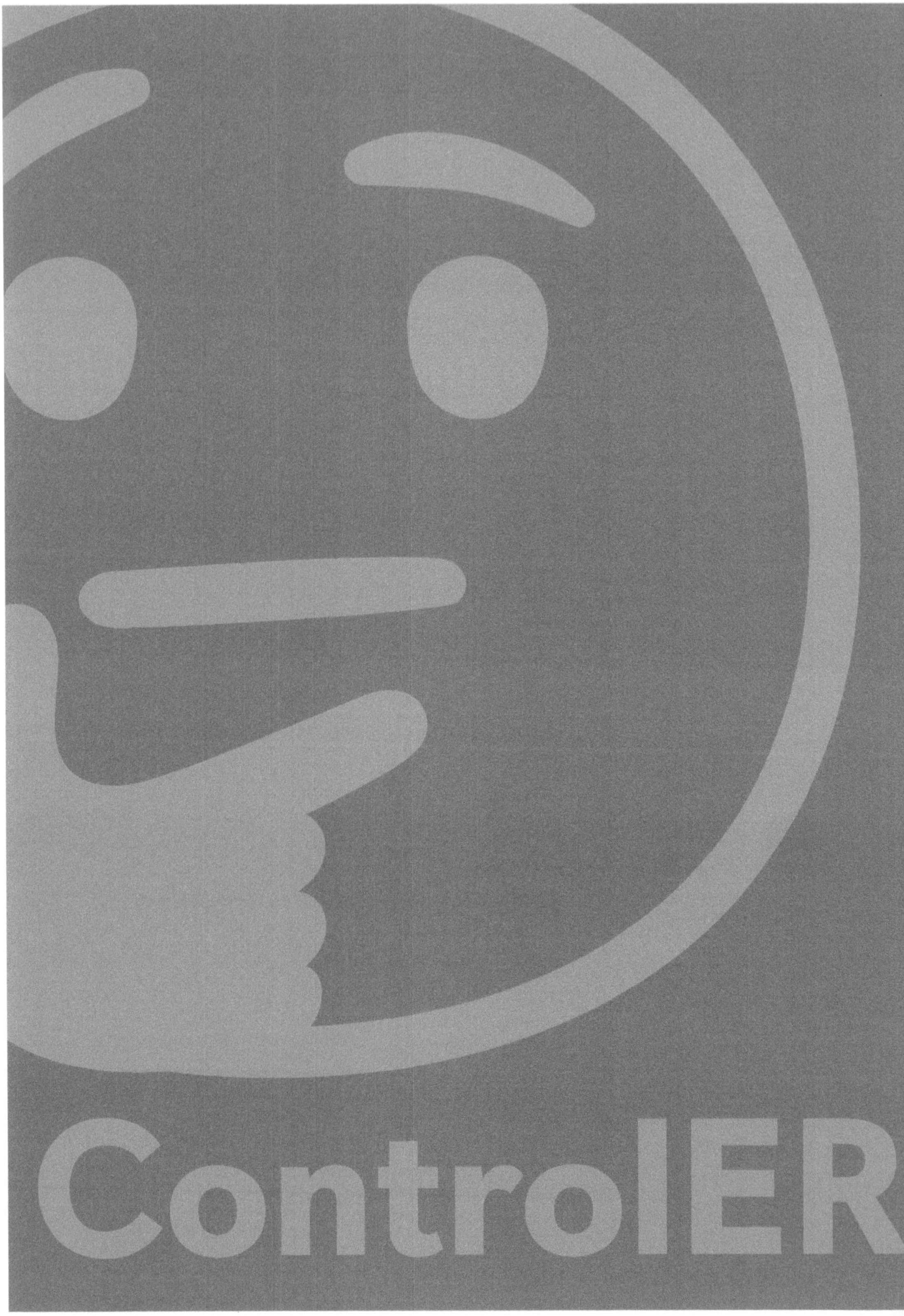

ControlER

Let‘s START!

Wie geht’s dir heute?

Markiere den passenden Smiley.

Wie hast du dein Ziel von letzter Woche erreicht?

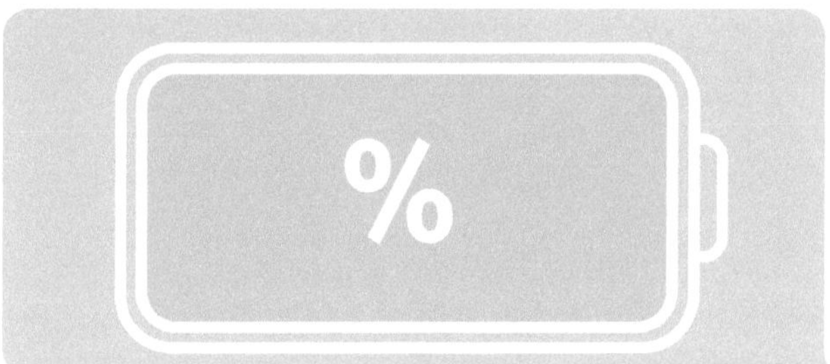

Zeichne ein, wie viel Prozent deines Ziels du erreicht hast.

Die AUSLÖSER

Trage die Auslöser von Wut in die Kreise ein.

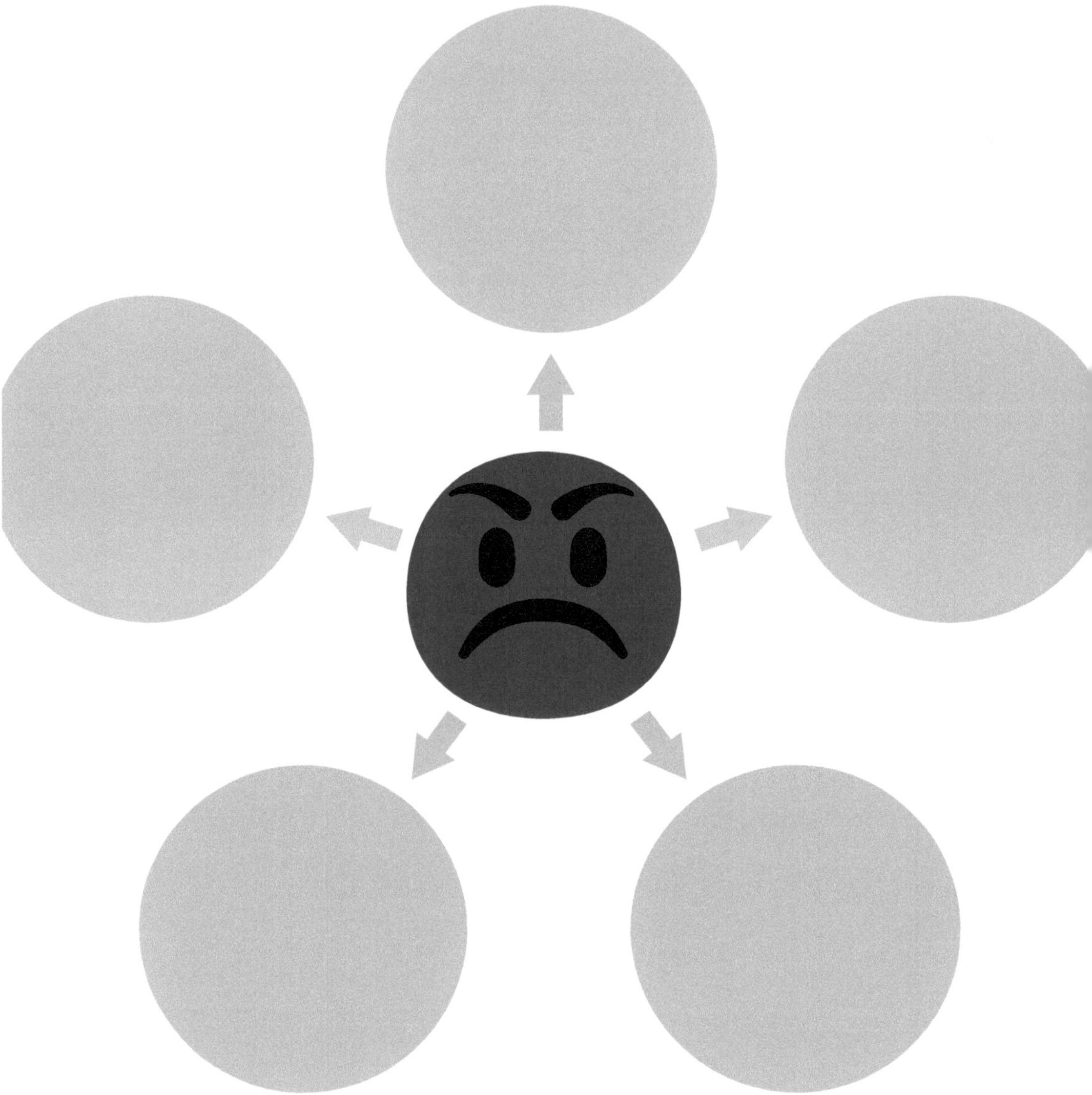

Comic

👁 *Schau dir den Comic an.*

👄 *Was war bei John los?*

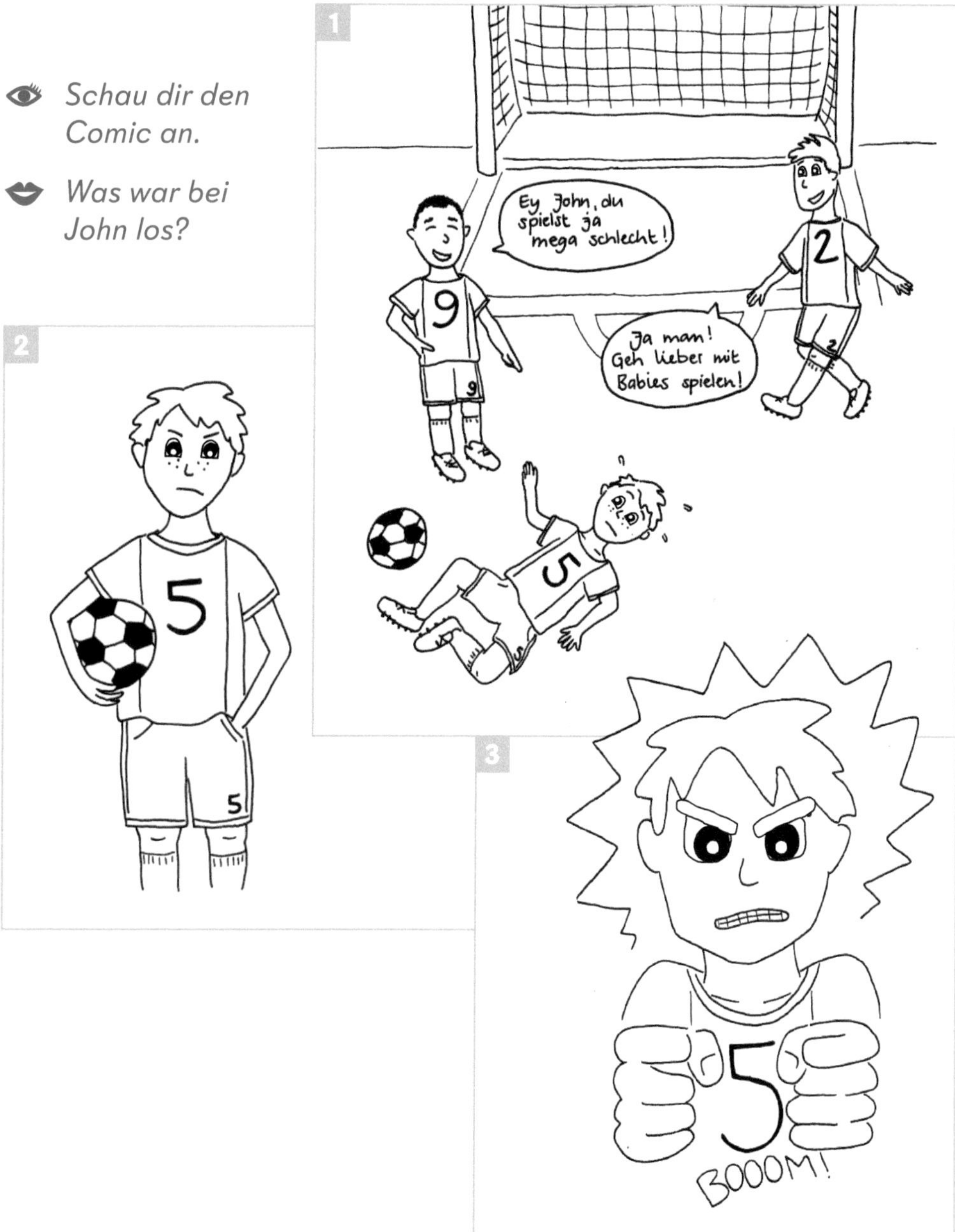
1
Ey John, du spielst ja mega schlecht!
Ja man! Geh lieber mit Babies spielen!
2
3
BOOOM!

Du bist an der Reihe

Zeichne deinen eigenen Comic. Nutze dafür die vorgegebenen Felder.

Wie kommt es zu einer Explosion?

Schreibe auf, was in dem Song auf jeder der verschiedenen Stufen passiert.

1 · Es gibt einen Auslöser, etwas das nervt, provoziert, uns ärgert.

2 · In uns passiert etwas, was wir nicht mehr kontrollieren können. Das geht meist sehr schnell.

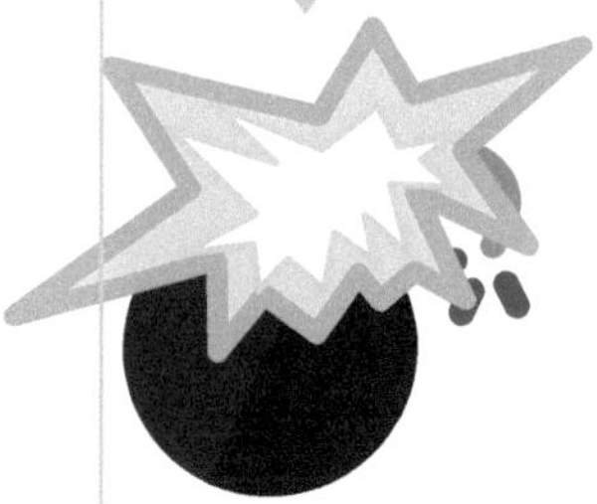

3 · Es kommt zur EXPLOSION ...

ENTSCHÄRFE DIE BOMBE, BEVOR SIE EXPLODIERT!

Du hast die Wahl!

Wir haben es selbst in der Hand, welchen Weg wir gehen.

Und für welchen Weg willst du dich entscheiden?

Trage in den Pfeil den Verlauf von einem Streit ein.

Entscheide dann, welche Möglichkeiten zu handeln es gegeben hätte.

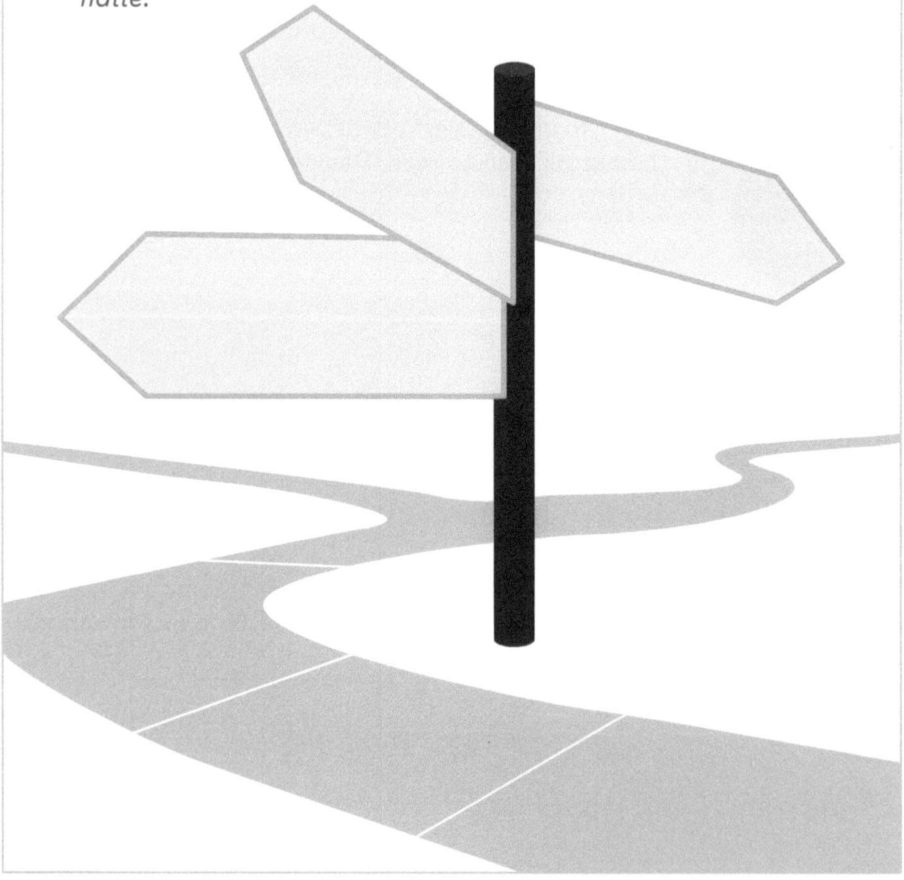

ControlCARDS

So einfach geht's:

Auslöser!!

Ich erkenn' dich!

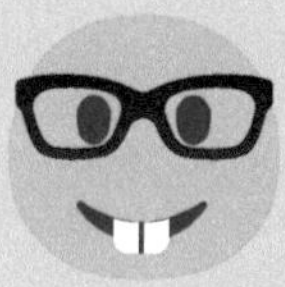

Schau auf die ControlCARD.

Denk nach, was du tun kannst!

Jetzt Handeln!

CHILLO!

You can DAB IT!

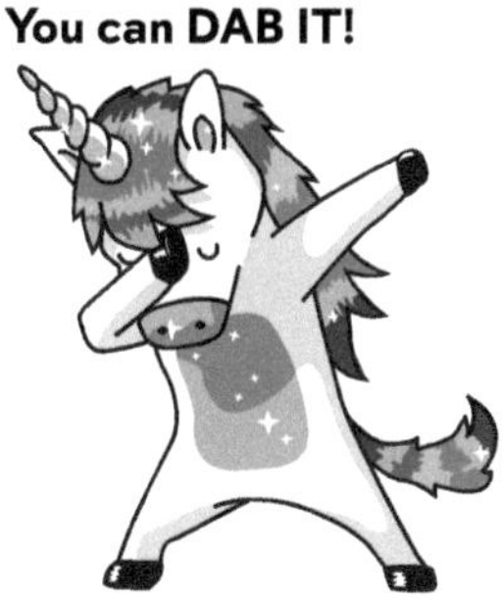

Cool bleiben!

The END.

Vervollständige den Chat und kommentiere Johns Status.

Hey! Na, wie war's heute?

Konntest du dir was mitnehmen? Oder lief was nicht so gut?

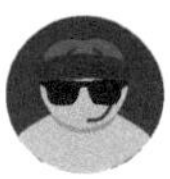

John

Neue Woche, neue Chance.
Was ist dein ZIEL für die nächste Woche? Was nimmst du dir vor?

Finde ich cool • Kommentieren • Vor 5 min

12 Schüler finden das cool

Lass' nen Kommentar da ...

Control GAS

Durchstarten ist angesagt!

Wie geht's dir heute?

Markiere den passenden Smiley.

Wie hast du dein Ziel von letzter Woche erreicht?

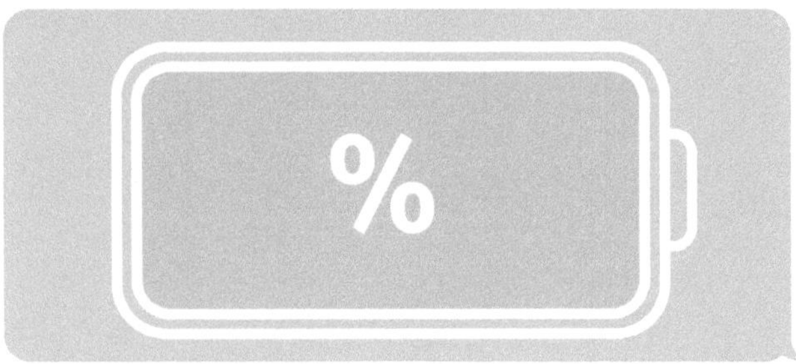

Zeichne ein, wie viel Prozent deines Ziels du erreicht hast.

Alles unter Kontrolle?

Trage Situationen ein, in denen du die ControlCARDS angewendet hast oder hättest anwenden können.

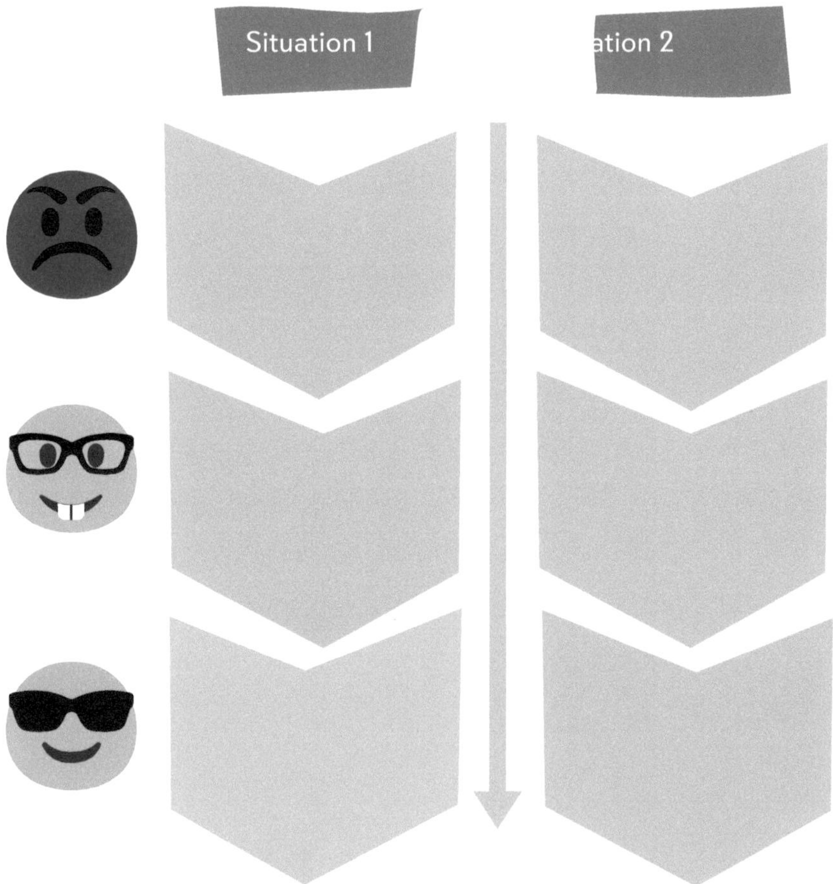

Mach dir deine eigene ControlCARD!

Jetzt bist du an der Reihe. Mach dir deine eigene ControlCard!

Nutze meine Fragen an dich, um deine ControlCards zu gestalten.

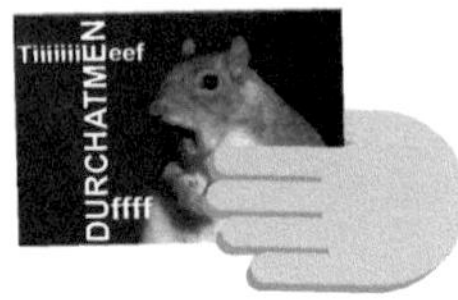

Trage die Antworten ein.

Was sagst du dir, wenn du dich beruhigen willst?

____

____

____

Was könnte dir helfen, nicht auszurasten?

____

____

____

Welches Bild gefällt dir?

____

____

Los geht's!

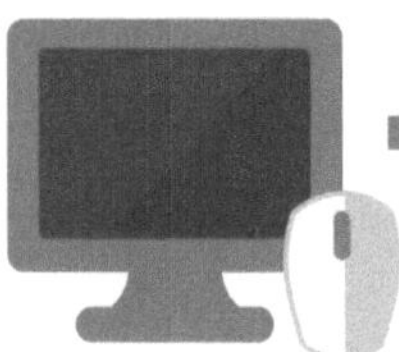

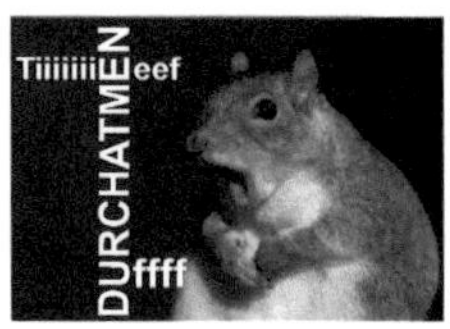

Du hast es in der Hand

John

Du hast in der Hand, wie du reagierst.
Die ControlCARDS können dir dabei helfen.
Was hindert dich? Was hilft dir?

Finde ich cool • Kommentieren • Vor 5 min

20 Schüler finden das cool

Lass' nen Kommentar da...

Was hindert dich? Was hilft dir? Trage ein.

Was könnte dich an dem Benutzen der ControlCARDS hindern?

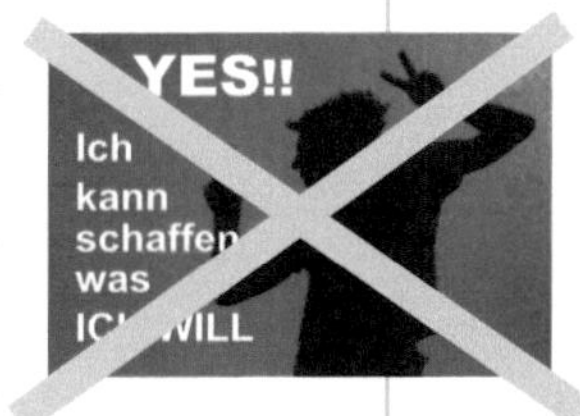

Was könnte dir helfen?

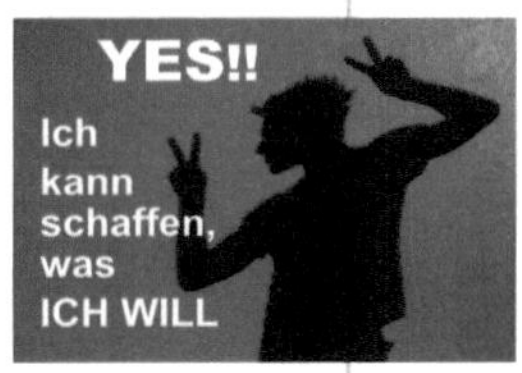

Drück deinen IGNORE-BUTTON!

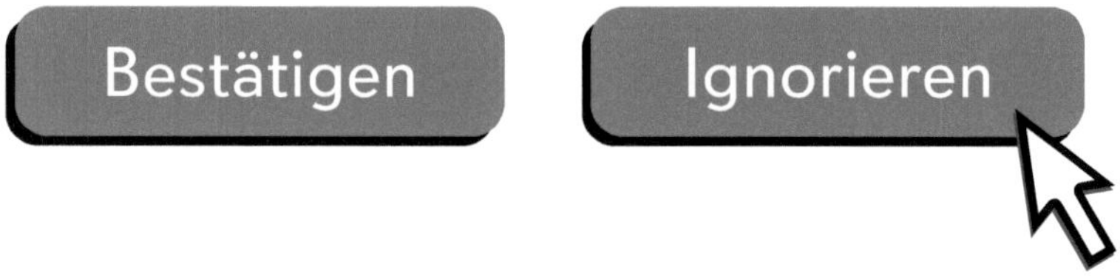

Gab es schon mal Situationen, in denen du gerne auf IGNORIEREN gedrückt hättest?

Denke nach und notiere die Situationen, die dir einfallen.

Probier es aus!

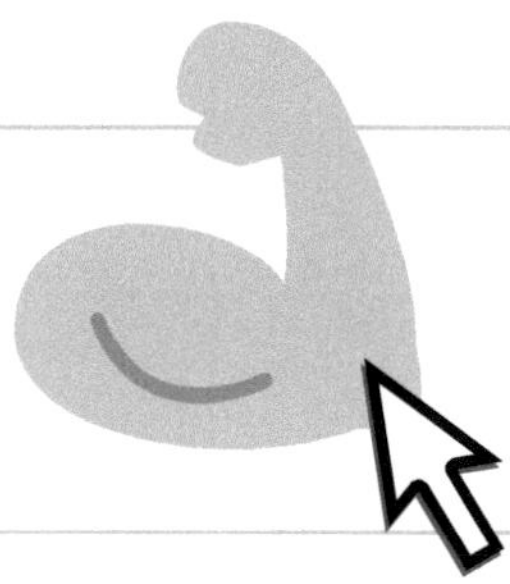

ControlGANGSTER

Höre den Song an. Scanne dafür den QR-Code mit einem Smartphone

Markiere, was Kontra K empfiehlt, um ruhig zu bleiben.

Bleib ruhig (Kontra K)

Bruder, bleib ruhig
Komm runter und entspann dich
Bevor du handelst, lass dein Blut lieber abkühlen
Lenk dich ab, beiß' deine Zähne fest zusammen
Denk lieber fünf Minuten nach
Als wegen nur einer in den Knast gehen

Ruhig, komm runter und entspann dich
Bevor du handelst, lass dein Blut lieber abkühlen
Lenk dich ab, beiß' deine Zähne fest zusammen
Denk lieber fünf Minuten nach
Als wegen nur einer in den Knast gehen

Meine Top 5

Antworte auf Johns Post und schreibe deine Top 5-Strategien auf.

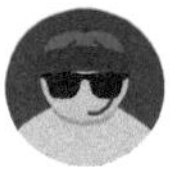

John

Hey Leute!
Was sind eure Top 5-Strategien, um runterzukommen bzw. ruhig zu bleiben?
Ich freue mich auf eure Posts!

#chill #control #yourlife

Finde ich cool • Kommentieren • Vor 5 min

12 Schüler finden das cool

Meine Top 5-Strategien sind:

1. ______________________________

2. ______________________________

3. ______________________________

4. ______________________________

5. ______________________________

Vor 2 min • Finde ich cool

The END

Vervollständige den Chat und kommentiere Johns Status.

Hey! Na, wie war's heute?

Konntest du dir was mitnehmen? Oder lief was nicht so gut?

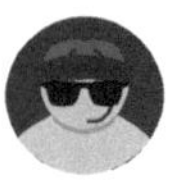

John

Neue Woche, neue Chance.
Was ist dein ZIEL für die nächste Woche? Was nimmst du dir vor?

Finde ich cool • Kommentieren • Vor 5 min

12 Schüler finden das cool

Lass' nen Kommentar da...

Control GO

Let's START

Wie geht's dir heute?

Markiere den passenden Smiley.

Wie hast du dein Ziel von letzter Woche erreicht?

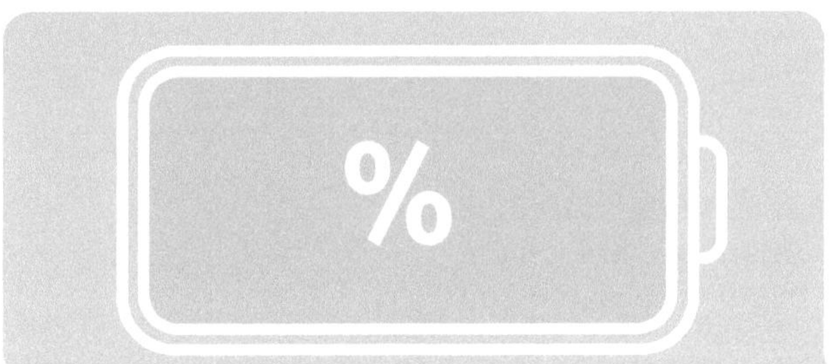

Zeichne ein, wie viel Prozent deines Ziels du erreicht hast.

Wie reagiere ich in schwierigen Situationen?

Reaktion	**So fühle ich mich**	**So fühlen sich die anderen**
Ich gehe weg.		
Ich sage meine Meinung.		
Ich beschimpfe den anderen.		
Ich schlage zu.		
Ich beruhige mich selbst …		
Ich atme tief durch und überlege, wie ich am besten reagieren soll.		
Ich mache etwas kaputt.		

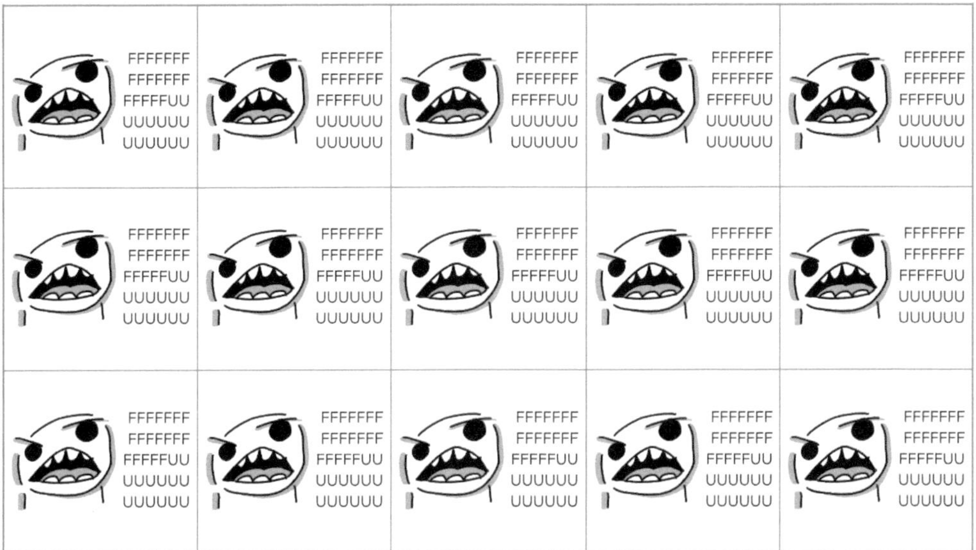

Schneide auf der folgenden Seite die Bilder aus und klebe sie an die für dich passenden Stellen.

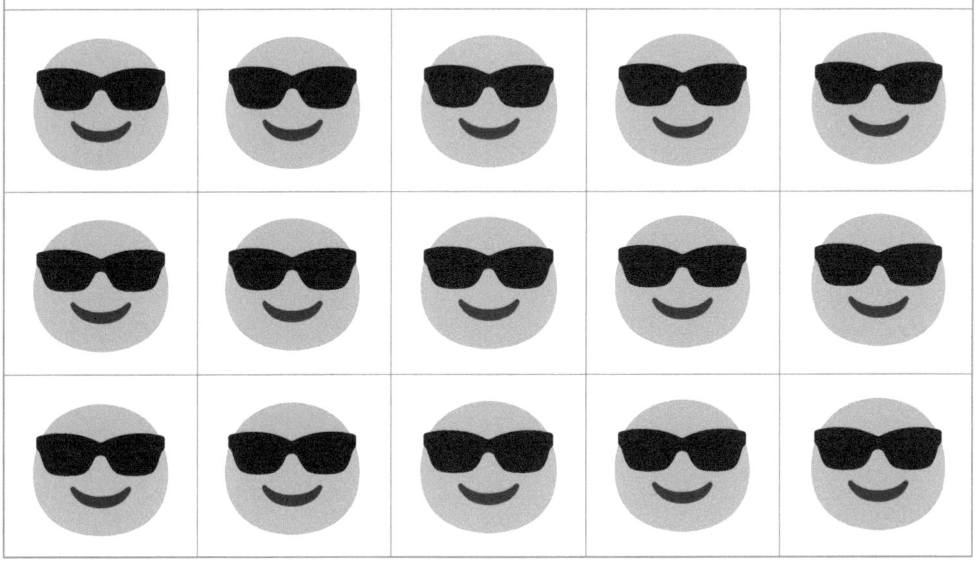

WIN-WIN-Situationen

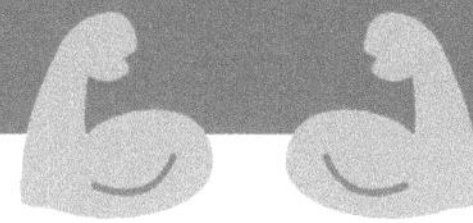

Denke an eine schwierige Situation.

Wie würdest du handeln, damit die Situation sowohl für dich als auch für andere Personen gut ausgeht?

Es muss keinen Verlierer geben!

Trage deine Antworten ein.

Situation

Meine Handlung

Ich

Der*Die Andere

Voller ENERGIE mit meiner STRATEGIE

Scanne den Code und höre Strophe 3 und 4 an.

Markiere alle Strategien!

3. Es ist nicht immer leicht
ruhig zu bleiben.
Es ist nicht immer möglich
Streit zu vermeiden.
Aber was du kannst,
ist deine Impulse kontrollieren
54321
keiner Muss verlieren.
Win-Win,
du hast es in der Hand,
Besser nachgedacht,
als mit dem Kopf durch die Wand!

Bridge:
Du kannst es entscheiden:
Faust ballen, Wut
Oder Stress doch lieber
vermeiden?
Du hast die Wahl yeah

4. Zieh durch, bleib dran,
weil man alles schaffen kann
alles schaffen was man will!
9876
und ich chill!
Durchstarten, abheben
voller Energie
Cards zeigen, zählen,
durchatmen
Das ist meine Strategie!
Du allein
kannst deine Ziele erreichen!
Sei der du bist,
du musst dich nicht
vergleichen!
Von jetzt an alles unter control
ControlSTART, ControlER,
ControlGas und jetzt GO!

Akku voll???

Welches Ziel hast du dir am Anfang von VollControl gesetzt? Hast du es erreicht?

Schaue auf Seite 3 nach. Wie lautete dein Ziel?

Zeichne ein, zu wie viel Prozent du dein Ziel erreicht hast.

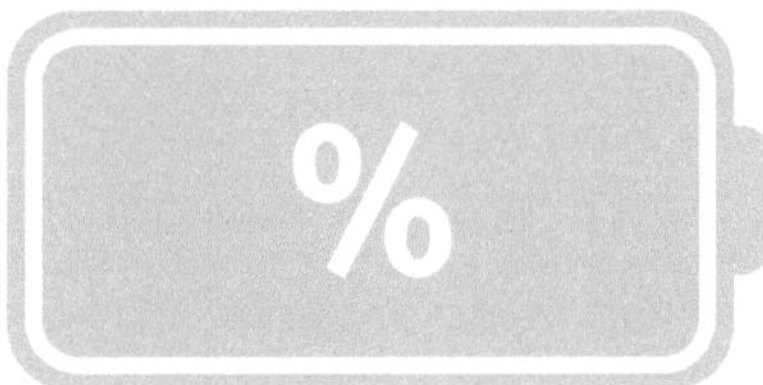

Like oder Dislike? Trage ein was dir geholfen hat, deine Ziele zu erreichen, und was du eher schwierig fandest?

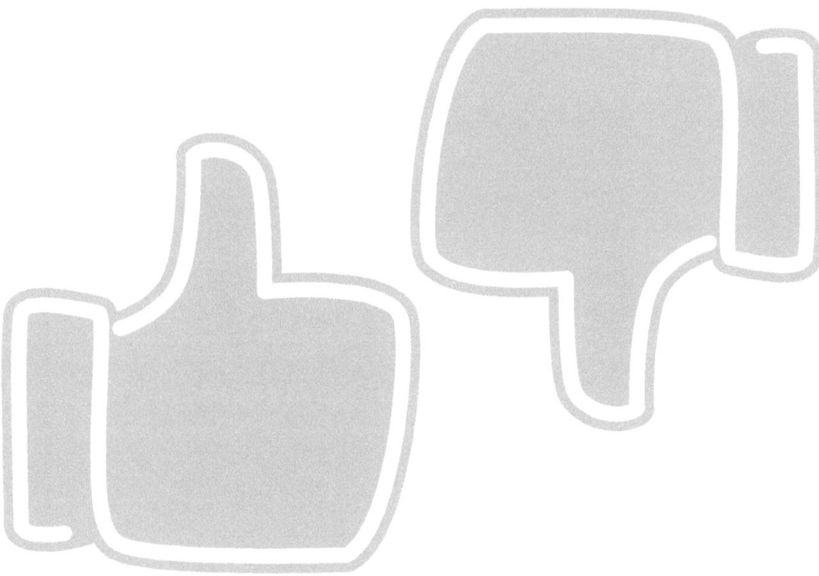

Du hast in den letzten Wochen viel gelernt.

Berichte doch auch anderen davon,
vielleicht kannst du ihnen gute Tipps geben.

Schreibe deinen eigenen Rap oder verfasse einen Blogeintrag.

Berichte so anderen, was du gelernt hast und was du anderen Leuten mitgeben willst.

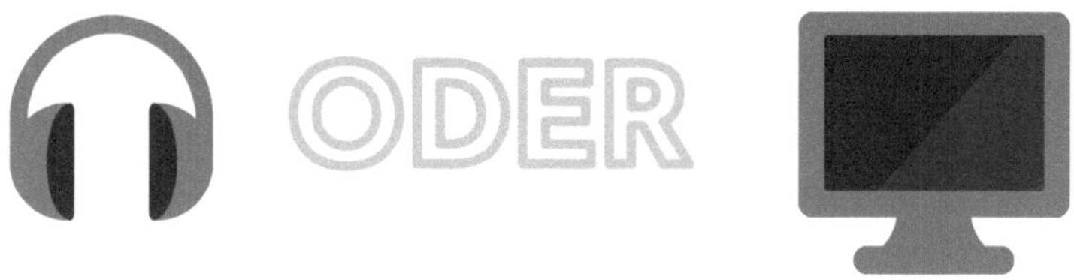

VOLLCONTROL?
DU HAST DIE WAHL!

Dein persönlicher Rap

Hier ist Platz für deinen eigenen Rap.

1. Hey Leute! Ich bin ____________________

und bin mal wieder ____________________

Alle sagen, du musst ____________________

Aber ich will nur ____________________

Es ist schwer immer ____________________

Doch ich kann ____________________

Refrain:
VollControl
Ich schaff was ich will!
VollControl
Alles geht ab und ich chill!
VollControl! Yeah!
Ich kann alles schaffen!
Yeah!

2. ____________________ sind meine Strategie.

____________________ ist mein Ziel.

____________________ unter Kontrolle.

____________________ spielen keine Rolle.

____________________ egal was die anderen sagen

du bist ____________________ und kannst alles wagen.

Refrain 1x

Coda: Besser ____________________

Als immer nur ____________________

Von jetzt an bin ich ____________________

Und ich schaff alles was ich will!!! ____________________

The END.

Vervollständige den Chat und kommentiere Johns Status.

Hey! Na, wie war's heute?

Konntest du dir was mitnehmen? Oder lief was nicht so gut?

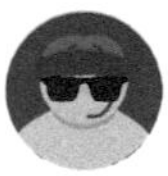

John

Neue Woche, neue Chance.
Was ist dein ZIEL für die nächste Woche? Was nimmst du dir vor?

Finde ich cool • Kommentieren • Vor 5 min

12 Schüler finden das cool

Lass' nen Kommentar da...

Voll Control-Rap

1. John ist 13 Jahre alt,
Stress in der Schule,
bis es knallt,
weiter geht der Stress dann zu Hause,
„Ey John!
Mach doch mal ne' Pause!"
Doch so einfach ist das nicht,
pulsierende Adern,
rotes Gesicht,
manchmal hat er sich nicht unter Kontrolle
Ärger, Wut, Streit
spielen ständig eine Rolle.

Pre Chorus:
Nun ist endlich Schluss damit!
Du hast die Wahl,
mach den ersten Schritt.
Du kannst es entscheiden:
Faust ballen, Wut oder
Stress doch lieber vermeiden

Refrain:
VollControl
Ich schaff was ich will!
VollControl
Alles geht ab und ich chill!
VollControl! Yeah
Ich kann alles schaffen! Yeah!
(Yeah alles schaffen alles ...)

2. Die Stimmung pulsiert,
doch John weiß nun,
wie er die Situation kontrolliert.
Er zeigt sich die Karten,
tief durchatmen,
nachdenken, abwarten.
Manchmal ist es gar nicht
so schlimm,
erst Denken dann Handeln,
das macht Sinn!
Kein Streiten, kein Tritt,
keine Eskalation
John ist jetzt Herr
über die Situation!

Refrain: 2x

3. Es ist nicht immer leicht,
ruhig zu bleiben.
Es ist nicht immer möglich,
Streit zu vermeiden.
Aber was du kannst,
ist deine Impulse kontrollieren
54321
keiner muss verlieren.
Win-Win,
du hast es in der Hand.
Besser nachgedacht
als mit dem Kopf durch die Wand!

Bridge:
Du kannst es entscheiden:
Faust ballen, Wut
oder Stress doch lieber
vermeiden?
Du hast die Wahl, yeah.

Refrain: 1x

4. Zieh durch, bleib dran,
weil man alles schaffen kann,
alles schaffen, was man will!
9876
und ich chill!
Durchstarten, abheben
voller Energie
Cards zeigen, zählen,
durchatmen,
Das ist meine Strategie!
Du allein
kannst deine Ziele erreichen!
Sei der du bist,
du musst dich nicht vergleichen!
Von jetzt an alles unter control
ControlSTART, ControlER,
vollGas und jetzt GO!

Ziel erreicht_

Impressum

Autorin und Gestaltungskonzept:
Anna Katharina Mehlhorn

Layout: Fanny Reuther
Musik: Nico feat. DobbleYouG

Erste Hinweise und die Stundenverläufe für die 4 Einheiten

Bevor Sie mit der Umsetzung des Programms beginnen, sollten folgende Rahmenbedingungen sichergestellt werden:

- ungestörter Raum für die Umsetzung
- wöchentlich 45 Minuten Zeit für die Durchführung der vier Einheiten
- tägliche Reflexion mit den Control-IT-Bögen oder Control-IT-Website
- Ambiente schaffen, in dem sich die Jugendlichen sicher fühlen und wissen, dass ihre Angaben vertrauensvoll behandelt werden

Lesen Sie sich die Anleitung für die durchführende Person sorgsam durch. Bei allen Sitzungen wird es notwendig sein, Tondateien abzuspielen.

Bei der dritten und vierten Einheit sind ein Laptop, Tablet oder Computer notwendig. Bei allen Vorgaben, die in der Anleitung gegeben sind, ist es wichtig, auf die persönlichen Interessen der Jugendlichen einzugehen. So ist es zum Beispiel möglich, Platz für einen Lieblingssong der Jugendlichen einzuräumen, eigene Ideen für Strategien zur Impulskontrolle mit anzuwenden und sich Zeit für die persönlichen Erzählungen der Jugendlichen zu nehmen.

Die vorgegebenen Zeiten können je nach Gruppengröße, Leistungsstand und Verhalten der Jugendlichen abweichen.

Während der gesamten Umsetzung sollten die Grundprinzipien **Werschätzung, Ressourcenorientierung** und **Vertrauen** maßgebend sein. Der/Die Jugendliche soll in der Annahme »Alles schaffen, was man will« und in seinem **Selbstwirksamkeitserleben** bestärkt werden.

Viel Erfolg bei der Umsetzung von VollControl!

Eineit 1_ControlSTART

Ziele

- Innerhalb der Einheit erkennt der/die Jugendliche die Bedeutung von Impulskontrolle und unter Betrachtung seiner/ihrer derzeitigen Situation die Notwendigkeit für die Intervention.
- Durch die Beschreibung eigener Gefühle soll die Selbstwahrnehmung des/der Jugendlichen gestärkt werden, anhand dessen soll die Aufgabe zur Selbstbeobachtung vorbereitet werden.
- Der/Die Jugendliche nimmt wahr, dass er/sie Einfluss auf impulsive Handlungen haben kann, und legt ein Ziel fest, das innerhalb des Trainings erreicht werden soll.

Zeit	Inhalt	Aktivität	Material	Bemerkungen
2 Minuten	Kennenlernen und Beginn	▶ Vorstellung der anleitenden Person (wenn noch nicht bekannt) ▶ Transparente Darstellung, warum das Training mit dem/der Jugendlichen durchgeführt wird: *Das Programm kann dir helfen, den Schulalltag ohne viel Streit und Konflikte zu überstehen.*		
5 Minuten		▶ Jugendliche soll seinen/ihren Namen auf das Deckblatt eintragen ▶ Wie geht's dir? Jugendliche soll Smiley markieren ▶ Jugendliche soll Erwartungen an das Training notieren ▶ Vorlesen des Cookie-Abschnittes; evtl. Vertragsabschluss über Teilnahme am Programm (Control-Richtlinien)	S. 2/3 (Die Seitenanzahlen beziehen sich auf das Arbeitsheft.)	▶ Smiley kann als Gesprächsanlass genutzt werden. Anleiter:in kann auch sagen, welchen Smiley er/sie wählen würde. ▶ Inwieweit die Freiwilligkeit der Teilnahme am Programm betont werden sollte und ob ein Vertragsabschluss / das Zeigen der Control Richtlinien notwendig ist, sollte je nach individuellem Fall entschieden werden. Zu beachten ist, dass Jugendliche ggf. blockieren, wenn sie sich verbindlich festlegen sollen.

Anleitung für die durchführende Person

Zeit	Inhalt	Aktivität	Material	Bemerkungen
4 Minuten 3 Minuten	Stärken / Schwächen	▶ Jugendliche soll Tops und Flops aus dem Leben ausfüllen ▶ Anleiter:in fordert ihn/sie auf, Dinge, die er/sie gut kann, und die er/sie nicht so gut kann, in die Daumen einzutragen. ▶ Hinweis durch Anleiter:in, dass, er/sie vieles schaffen kann und Schwächen nicht mehr so wichtig werden, wenn er/sie sich auf Stärken konzentriert ▶ Vorstellung John: *Lies John's Post. Wie stellst du dir John vor?* ▶ Einspielen des *VollControl*-Raps ▶ erneutes Anhören der ersten Strophe: *Was könnten John's Probleme sein? Schreibe auf.*	S. 4 S. 6 VollControl Rap https://soundcloud.com/user-295005048/1-vollcontrolrap/s-ryb0z (Lautsprecher und Laptop oder Smartphone)	
3 Minuten	Darstellung von persönlichen Situationen des Kontrollverlusts	▶ Jugendliche Nachricht ausfüllen lassen	S. 7	
3 Minuten	Befinden und Gefühle bei Kontrollverlust	▶ Jugendliche soll Worte markieren, die sein/ihr Befinden und seine/ihre Gefühle in Situationen, in denen es zu Kontrollverlust kam, beschreiben	S. 8	

Zeit	Inhalt	Aktivität	Material	Bemerkungen
10 Minuten	Welche Prozesse laufen im Körper bei Verlust von Impulskontrolle ab	▶ Zuordnungsaufgabe für Jugendliche ▶ Erläuterung: *Wenn wir die Kontrolle verlieren, laufen ganz unterschiedliche Dinge in unserem Körper ab, manchmal brodelt es in uns, unser Gesicht fühlt sich heiß oder unser Körper fühlt sich erstarrt an. Rot steht für: Es brodelt in mir; Blau für erstarren. Ordne die passenden Gefühle den Rappern zu. Wie fühlt es sich bei dir an, wenn du die Kontrolle verlierst? Male den Rapper in den passenden Farben an und schreibe unten auf, was in dir passiert.* ▶ Einführen des Selbstbeobachtungsbogen *Control-IT* ▶ Ermutigung, dass man Strategien lernen kann, um Streit und Stress zu vermeiden	S. 9 Zusatzmaterial: Finde deine persönlichen Auslöser Bogen	
3 Minuten	Zielaufstellung	▶ Ablauf des Trainings wird anhand von Schema erläutert ▶ Gemeinsam mit dem/der Jugendlichen soll ein Ziel aufgestellt werden, das sich auf eine Verbesserung der Impulskontrolle bezieht.	S. 1	Wichtig: erst den/die Jugendliche Zielvorstellungen äußern lassen und danach richtungsweisend Kommentare äußern, Einigung auf ein Ziel

Anleitung für die durchführende Person

Zeit	Inhalt	Aktivität	Material	Bemerkungen
7 Minuten	Was kann man beeinflussen?	▶ *L:* System des Computers kurz erläutern: *Eine Störung trifft auf das System, dort wird es ggf. als Fehler bewertet. Der ControlER kann nun den Befehl geben, welche Aktion ausgeführt wird. Dies kann übertragen werden auf unser Verhalten. Es gibt Dinge, die wir verändern können, und Dinge, die wir nicht ändern können.* ▶ Beispiel auf S. 11 durchlesen: *Was wären Dinge, die du nicht ändern kannst, wenn dich etwas ärgert? Was kannst du verändern?* ▶ Jugendliche soll zutreffende Teile des Systems markieren und kurz beschreiben, warum er/sie bestimmte Dinge (nicht) beeinflussen kann.	S. 10 S. 11	Dem/Der Jugendlichen klar machen: Du bist das ControlSYSTEM, du bist der ControlER.
2 Minuten	Faktoren, die Impulskontrolle beeinflussen	▶ Jugendliche soll Fragen auf S. 11 beantworten	S. 11	
3 Minuten	Abschluss	▶ Gespräch: *Was wünscht du dir für die kommenden Einheiten?* ▶ Jugendliche soll Chat vervollständigen und Ziel in Absprache mit dem/der Anleiter:in ausfüllen. ▶ *Was war heute gut, was war nicht so gut?*	S. 12	

Einheit 2_ ControlER

Ziele

- Der/Die Jugendliche versteht Handlungsabläufe, die zu Konflikten führen können, indem er/sie diese Abläufe anhand von Schemata beschreibt.
- Der/Die Jugendliche ist in der Lage, verschiedene Handlungsmöglichkeiten zu beschreiben, und versteht, dass er/sie die Möglichkeit zur Auswahl dieser hat.
- Der/Die Jugendliche lernt die Selbstverbalisationstechnik kennen und ist in der Lage, das Prinzip der Technik anzuwenden. Dazu wählt er/sie sich eine Control-Card für die kommende Woche aus.

Zeit	Inhalt	Aktivität	Material	Bemerkungen
3 Minuten	Beginn	▶ Wie geht's dir? Jugendliche soll WhatsApp-Smiley markieren, wie er/sie sich fühlt, und Zielerreichung in Akku eintragen.	S. 14	
7 Minuten	Erkennen von Auslösern	▶ Auswertung des ausgefüllten *Finde deine persönlichen Auslöser*-Bogens ▶ Zusammenfassen der Auslöser, Eintragen dieser in das Heft	S. 15	▶ Rückmeldung durch Anleiter:in notwendig, um Jugendlichen Orientierung zu geben. ▶ Falls keine konkreten Auslöser genannt werden, können dem/der Jugendlichen Konfliktsituationen genannt werden, anhand derer er/sie den Auslöser benennen soll.
16 Minuten	Handlungsketten verstehen	▶ Comic anschauen ▶ Ablauf »Wie kommt es zu einer Explosion?« erklären ▶ Jugendliche kann eigenen Comic erstellen	S. 16 S. 18 S. 17	
		▶ Arbeit an persönlichem Konfliktbeispiel, auf Weg wird Handlungskette eingetragen, in die verschiedenen Abzweigungen soll der/die Jugendliche verschiedene Handlungsmöglichkeiten eintragen.	S. 19	▶ Dem/Der Jugendlichen verdeutlichen, dass er/sie die Wahl hat, welchen Weg er/sie gehen möchte

Zeit	Inhalt	Aktivität	Material	Bemerkungen
12 Minuten	Einführung Selbstverbalisationstechnik	▶ Vorspielen der 2. Strophe *VollControl-Rap* *Was macht John, wenn er sich nicht unter Kontrolle hat? John hat eine Strategie, er zeigt sich die Karte in Situationen, in denen er seine Impulse nicht unter Kontrolle hat.* ▶ Zeigen der ControlCards ▶ Ablauf Strategie der Selbstverbalisation erklären ▶ *Welche ControlCard willst du dir für nächste Woche mitnehmen?*	*Vollcontrol-Rap* (Anhören 2. Strophe) https://soundcloud.com/user-295005048/1-vollcontrolrap/s-ryb0z (Lautsprecher und Laptop oder Smartphone) S. 20 ControlCards	▶ Jugendliche darf sich ControlCard mitnehmen. (Diese sollte, wenn möglich, einlaminiert werden.)
3 Minuten	Einführung Selbstreflexion	▶ Besprechen des Reflexionsbogens bzw. der Control-IT-Website	Zusatzmaterial: *Control-IT-Bogen* oder der Control-IT-digital (www.control-it-reflexion.de)	
4 Minuten	Reflexion Aufstellung Ziel für die nächste Woche	▶ Bewertung Verhalten: Was habe ich gelernt? ▶ Zielaufstellung: Jugendliche soll Post beantworten ▶ Eintragen Ziel in *Control-IT-Bogen 1*	S. 21 *Control-IT-Bogen 1* (digital oder analog)	▶ Rückmeldung auch durch Anleiter:in möglich

Einheit 3_ ControlGAS

Ziele
- Hemmungspotenzial verstärken
- Der/Die Jugendliche übt die Umsetzung der Selbstverbalisationstechnik.
- Der/Die Jugendliche lernt weitere Strategien zur Impulskontrolle kennen und entscheidet, welche er/sie in der nächsten Woche umsetzen möchte.

Zeit	Inhalt	Aktivität	Material	Bemerkungen
3 Minuten	Beginn	▶ Wie geht's dir? Jugendliche soll WhatsApp Smiley-ankreuzen, wie er/sie sich fühlt. ▶ Zielerreichung in Akku eintragen	S. 23	
4 Minuten	Reflexion letzte Woche	▶ Auswertung des Reflexionsbogens bzw. der Control-IT-Website	*Control-IT-Bogen 2* (analog oder digital)	▶ erst Selbsteinschätzung, dann Rückmeldung durch Anleiter:in notwendig, um dem/der Jugendlichen Orientierung zu geben
5 Minuten	In welchen Situationen konnten die ControlCards eingesetzt werden?	▶ Jugendliche soll zwei Situationen in Ablaufschemen eintragen, in denen er/sie die ControlCards anwenden konnte.	S. 24	▶ Falls er/sie keine Situation benennen kann, soll er/sie Situationen beschreiben, in denen er/sie die ControlCard hätte anwenden können.
12 Minuten	Erstellen eigener ControlCards	▶ Jugendliche soll Fragen auf S. 25 beantworten, anhand dieser Sammlung von Informationen kann er/sie sich nun ein bis zwei ControlCards erstellen.	S. 25 Online Meme-Generator oder Auswahl persönlicher Bilder mit hinzufügen von Text in Bearbeitungsprogrammen	▶ Die erstellten ControlCards sollten ihm/ihr schnellstmöglich in Papierform (am besten einlaminiert) ausgehändigt werden.
3 Minuten	Benutzung der ControlCards	▶ Jugendliche soll beantworten, was ihm/ihr helfen bzw. verhindern könnte, die ControlCards effektiv anzuwenden.	S. 26	

Zeit	Inhalt	Aktivität	Material	Bemerkungen
5 Minuten	Einführung Ignore-Button	▶ Anleiter:in: *Wenn du jemand in sozialen Netzwerken nicht als Freund annehmen willst, auf was klickst du?* *[Antwort:* Ignorieren*]* ▶ *Richtig, das kann man auch machen, wenn einen etwas nervt. Wir haben auch an unserem Körper einen Ignore-Button. Der befindet sich hier am Ellenbogen.* ▶ *Manchmal gibt es Situationen, in denen es besser ist, Dinge zu ignorieren als sich aufzuregen. Probiere es doch mal aus!*	S. 27	▶ Zeigt sich der/die Jugendliche offen für diese Methode, können ihn/ihr weitere Akkupressurpunkte an dieser Stelle gezeigt werden.
7 Minuten	Zusammenfassung Strategien	▶ *Bleib ruhig* (Kontra K) einspielen ▶ Jugendliche soll Strategien von Kontra K aus dem Refrain markieren. ▶ Anschließend soll er/sie seine/ihre Top-5-Strategien als Kommentare unter John's Facebook-Post schreiben.	https://www.youtube.com/watch?v=DzfxlNvCAuI Smartphone oder Laptop + Lautsprecher S. 28 S. 29	▶ Zur Erinnerung kann im Arbeitsheft zurückgeblättert werden.
6 Minuten	Reflexion Aufstellung Ziel für die nächste Woche	▶ Bewertung Verhalten: Was habe ich gelernt? ▶ Zielaufstellung: Jugendliche soll Post beantworten. ▶ Eintragen Ziel in *Control-IT-Bogen* oder Control-IT-Webseite	S. 30 *Control-IT-Bogen 3* (analog oder digital)	▶ Rückmeldung auch durch Anleiter:in möglich

Einheit 4_ ControlGO

Ziele

- Der/Die Jugendliche ist sich der Wirksamkeit des eigenen Handelns bewusst.
- Der/Die Jugendliche versteht die Folgen und Konsequenzen des eigenen Handelns für sich selbst und für das Gegenüber.

Zeit	Inhalt	Aktivität	Material	Bemerkungen
3 Minuten	Beginn	▶ Wie geht's dir? Jugendliche soll WhatsApp-Smiley ankreuzen, wie er/sie sich fühlt ▶ Zielerreichung in Akku eintragen	S. 32	
4 Minuten	Reflexion letzte Woche	▶ Auswertung des Reflexionsbogens	*Control-IT-Bogen 3*/ Control-IT digital	▶ Nach Selbsteinschätzung, Rückmeldung durch Anleiter:in notwendig, um Jugendlichen Orientierung zu geben
10 Minuten	Bewertung von Auswirkung der Reaktionen auf sich selbst und das Gegenüber	▶ Jugendliche soll Fuuu-Bilder und Smileys ausschneiden und sie den möglichen Reaktionen von sich selbst bzw. seines/ihres Gegenübers zuordnen. ▶ Auswertungsgespräch: *Situationen, die zwei Smileys haben, gelten als Win-Win-Situation. Das heißt, sowohl du als auch dein Gegenüber können als Gewinner:in aus einer Situation gehen. Wir sollten versuchen, Win-Win-Situationen anzustreben.* ▶ Schema mit persönlichem Beispiel ausfüllen	Schere, Leim S. 33/34 S. 36	▶ Vorteil von Win-Win-Situationen thematisieren (Situationen in denen es keinen Verlierer:innen gibt, sondern alle als Gewinner:innen hervorgehen)

Zeit	Inhalt	Aktivität	Material	Bemerkungen
5 Minuten	Wiederholung Strategien	▶ 3. und 4. Strophe des *VollControl*-Rap werden angehört ▶ Jugendliche soll Strategien markieren	*VollControl*-Rap https://soundcloud.com/user-295005048/1-vollcontrolrap/s-ryb0z (Lautsprecher und Laptop oder Smartphone) S. 37	
5 Minuten	Reflexion Zielerreichung	▶ Jugendliche soll rückblickend auf sein/ihr anfangs gestelltes Ziel in den Akku eintragen, zu wieviel Prozent er/sie es erreichen konnte. ▶ In die Daumen soll er/sie eintragen, was ihm/ihr schwerfiel und was ihm/ihr geholfen hat.	S. 38	
13 Minuten	Anwendung Strategien/ Kreativaufgabe	▶ Jugendliche darf entscheiden, ob er/sie einen Blogeintrag verfassen oder einen Rap schreiben will, wobei anderen Leuten berichtet werden soll, was er/sie in den letzten Wochen gelernt hat.	S. 39 (Instrumentalversion des Raps) Zusatzmaterial Schreibe deinen persönlichen Rap S. 40 https://soundcloud.com/user-295005048/2-mach-deinen-eigenen-rap-vollcontrol	▶ Rap kann auf Beat von *VollControl* gerappt werden, falls sich der/die Jugendliche traut. Zusatzmaterial wird empfohlen! Wer möchte, kann es vorstellen. ▶ Aufnahme des Raps möglich
5 Minuten	Reflexion Aufstellung Ziel für die nächsten Monate	▶ Bewertung Verhalten: Was habe ich gelernt? ▶ Zielaufstellung: Jugendliche soll Post beantworten ▶ Eintragen Ziel in *Control-IT#longterm-Bogen* oder Control-IT-Webseite: *Was nimmst du dir für die nächsten … Wochen/ Monate vor?*	S. 41 *Control-IT#longterm-Bogen* Control-IT-Webseite	▶ Rückmeldung auch durch Anleiter:in möglich ▶ Zeitraum sollte klar terminiert sein.

AB 1 • J

Finde deine persönlichen Auslöser

Trage Situationen ein, die es schwierig gemacht haben, deine Impulse zu kontrollieren. Beschreibe die Situation, deine Reaktion und benenne den Auslöser.

Kein Problem, falls es die gleichen Situationen sein sollten.

Am Ende des Tages steht das Tagesrating an. Kreuze auf der Skala an, wie du dich verhalten hast.

Rating-TAG	**Situation**	**Auslöser**	**Wie habe ich reagiert?**
Ein Auszug von John	Frau X wollte, dass ich in der Pause meine MusicBox leiser mach, endete mit Handyverbot #RapistmeinLeben	Frau X nervt mich!!! ☹	Hab ihr an den Kopf geworfen, was ich von ihren Regeln halte.
Montag			
Dienstag			
Mittwoch			
Donnerstag			
Freitag			

AB 2 • J

Control-IT #Mein Ziel für dieses Woche

Mein Ziel für diese Woche:

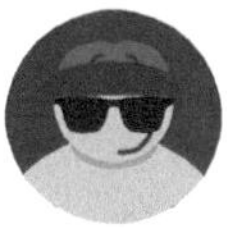

Lass' nen Kommentar da …

Rating-TAG: So hab ich mich gefühlt	Zu wie viel Prozent hast du dein Ziel erreicht?	oder Hier ist Platz für deine persönlichen Notizen
Montag	%	
Dienstag	%	
Mittwoch	%	
Donnerstag	%	
Freitag	%	

AB 3 • J

Control-IT #Longterm

Mein ZIEL: Alles schaffen, was man will …

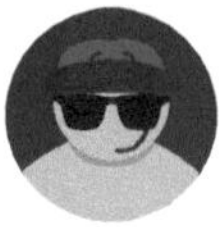

Lass' nen Kommentar da …

Trage jeden Tag ein, wie du dein Ziel erreicht hast!

Montag	Dienstag	Mittwoch	Donnerstag	Freitag

Informationen für Eltern oder Sorge -und Fürsorgeberechtigte

Liebe Eltern oder Sorge -und Fürsorgeberechtigte,

wir haben uns gemeinsam dazu entschieden, ein Training der Impulskontrolle mit Ihrem Kind durchzuführen. Das Training ist in einer einmonatigen Einführungsphase aus vier Einheiten á 45 Minuten mit täglichen Reflexions- und Feedbackphasen sowie anschließender weiterführender Arbeit an persönlichen Zielen und die Reflexion dieser gegliedert. Multiprofessionelle Zusammenarbeit ist für die Wirksamkeit von eines solchen Trainings ausschlaggebend. Dazu gehört auch die Zusammenarbeit mit dem häuslichen Umfeld. Im Folgenden erfahren Sie, um was es sich konkret bei der Impulskontrolle handelt, was in dem Training gelernt wird, und wie Sie zur Festigung der erlernten Strategien zur Hemmung unerwünschter Impulse beitragen können. Weiterhin finden Sie Tipps in Bezug auf Belohnung und Konsequenzen.

Was ist Impulskontrolle?
Impulskontrolle ist die »Fähigkeit, die erste Idee für eine Handlung oder ein Verhalten zu stoppen, um zu überprüfen, mit welchen Konsequenzen die Handlung bzw. das Verhalten verbunden ist, um gegebenenfalls noch eine andere Handlungsauswahl zu treffen« (Petermann & Petermann, 2012). Für das soziale Miteinander ist diese Fähigkeit sehr wichtig, um eine geeignete Handlungsauswahl zu treffen.

Was wird im Training gelernt?
Innerhalb des Impulskontrolle Trainings erlernt Ihr Kind Strategien zum Hemmen spontaner Impulse und Handlungsalternativen. Dabei geht es darum, eigene Gefühle und Körperreaktionen wahrzunehmen und zu lernen, die Handlungen zu überdenken, bzw. einen Moment innezuhalten, bis man wieder die Kontrolle über die eigenen Impulse hat. Dazu werden folgende Mittel verwendet:

- **ControlCards**
  Zur Erinnerung an erlernte Strategien und Ablenkung in für Ihr Kind herausfordernden Situationen erhält er oder sie Karten mit Sprüchen, auf die er/sie in den entsprechenden Situationen schauen kann. Erinnern Sie Ihr Kind gern an die Verwendung dieser.

- **Ignore-Button**
  Ihr Kind drückt in besonders herausfordernden Situationen auf einen Punkt am äußeren Ellenbogen. Dies dient der Ablenkung und es gibt ihm/ihr Zeit, nachdem erst einmal die Situation ignoriert wird, Handlungsmöglichkeiten zu überdenken.

- **Reflexion**
  Täglich wird das Verhalten Ihres Kindes reflektiert. Dazu wird vor allem die Selbstreflexion gefördert. Ihr Sohn/Ihre Tochter kann entweder analoge Reflexionsbögen

oder eine digitale Auswertungsform (www.control-it-reflexion.de) wählen. Es hilft, wenn auch Sie als Eltern an die kontinuierliche Reflexion erinnern und Geschehnisse im Alltag gemeinsam reflektieren. Wichtig ist es dabei, die Meinung und Einschätzung Ihres Kindes ernstzunehmen.

▶ **Feedback**
Feedback ist wichtig, damit Jugendliche ihr Verhalten in ihrer Umgebung einordnen können. Seien Sie dabei authentisch und ehrlich. Heben Sie aber besonders positive Verhaltensweisen hervor.

▶ **Struktur, Klarheit und Transparenz**
Es hilft Ihrem Kind, wenn es sich mental auf Situationen vorbereiten kann. Sie können helfen, den Tagesablauf zu strukturieren, indem Sie morgens den Tag besprechen und gemeinsame Rituale einführen, z. B.: Um 19 Uhr essen wir gemeinsam Abendbrot, mittwochs gehen wir zusammen einkaufen oder Donnerstagabends ist Familienzeit für gemeinsame Aktivitäten.

Ebenso wichtig ist es klar und transparent in den Erwartungen an Ihr Kind zu sein. Es muss wissen, was das erwünschte Verhalten ist und wo die Grenzen liegen. Dabei ist es langfristig wirksamer, positives Verhalten zu verstärken (z. B. durch Belohnungen) als negatives Verhalten zu bestrafen. Sollte es jedoch zu schlimmen Regelverstößen kommen, muss an vorher gemeinsam vereinbarten Konsequenzen festgehalten werden. Es kann hilfreich sein, gemeinsam mit Ihrem Kind einen Vertrag aufzustellen.

Ideen für altersangemessene Belohnungen sind beispielsweise:
- Essen: Das Lieblingsessen wird gekocht, Süßigkeiten, Eis essen gehen, Lieblingsgetränk wird gekauft, gemeinsames Pizzabacken …
- zusätzliche Medienzeit
- Sportaktivität: gemeinsame Radtour, Schwimmen gehen, Kletterhalleneintritt, Bowling
- Comic/Manga kaufen
- Ihr Sohn/Ihre Tochter darf einen Film bestimmen
- Kinobesuch
- Brettspiel spielen, Puzzle
- länger aufbleiben dürfen
- eine Stunde später nach Hause kommen dürfen
- Ausschlafen dürfen
- basteln oder malen
- Zusätzliches Taschengeld

- **Positive Seiten sehen**
  Lenken Sie immer wieder bewusst Ihren Blick auf die positiven Seiten Ihres Kindes und trauen Sie ihm Erfolge zu. Folgende Fragen können dabei helfen:
  - Wo sind Stärken Ihres Sohnes/Ihrer Tochter? Was kann er/sie besonders gut?
  - Wo können Sie ihn/sie vielleicht darin unterstützen, seine/ihre Talente oder Fähigkeiten zu vertiefen?
  - Was macht ihm/ihr Spaß?
  - Was waren schöne Momente, die Sie gemeinsam hatten?

Damit das Training der Impulskontrolle wirksam wird, ist es wichtig, dass alle zusammen an den Zielen arbeiten. Bei Fragen kontaktieren Sie uns gerne.

Mit freundlichen Grüßen

....

Graffiti der Fähigkeiten

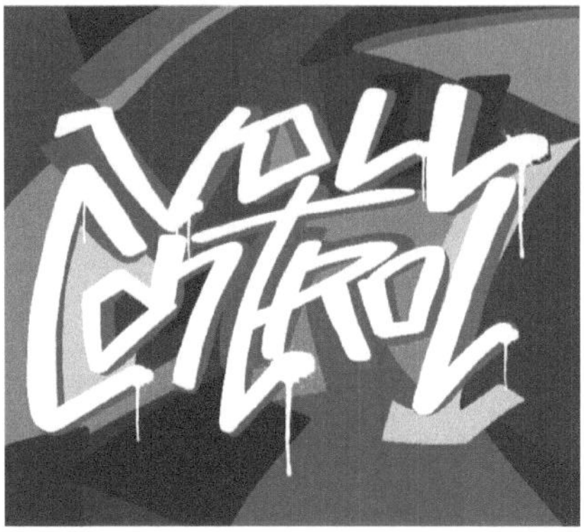

Diese Übung trägt zur Stärkung des Selbstkonzepts und zur Ressourcenorientierung bei. Häufig bekommen Jugendliche mit Schwierigkeiten in der Impulskontrolle verstärkt negative Rückmeldungen, diese Übung hingegen soll sich auf die Ressourcen fokussieren. Rückmeldung weiterer wahrgenommener Fertigkeiten der Jugendlichen durch den/die Anleiter:in können ebenso förderlich sein. Im Hintergrund können beispielsweise Instrumentalbeats/Hip-Hop-Beats laufen. Es ist wichtig, dass der/die Jugendliche ihr inneres Erleben ehrlich zum Ausdruck bringen kann. Ihr sollte deshalb freigestellt werden, ob sie das Ergebnis am Ende teilen/vorstellen möchte.

Durchführung
»Mach es dir bequem, schließ die Augen und begib dich in die Welt deiner Vorstellung. Stell dir vor, du läufst an einer Graffiti-Wand vorbei. Darauf siehst du alles, was du gut kannst, wo du Erfolge in deinem Leben erreicht hast.

Auf dem ersten Bild siehst du dich, wie du etwas machst, was dir echt Spaß macht. Welches Bild siehst du, welche Farben hat es?

Auf dem zweiten Graffiti entlang der Mauer siehst du etwas, was du gut kannst, worin du richtig gut bist. Wie sieht der Schriftzug aus? Welche Farben wurden verwendet? Welche Zeichen siehst du?

Auf dem dritten Bild siehst du etwas, was du schon geschafft hast. Wie sieht das Graffiti aus? Welche Farben wurden verwendet? Welches Bild wurde verwendet?

Überlege dir jetzt:
- Was kann ich besonders gut, wo liegen meine Fähigkeiten? Worin bin ich ein Pro? Welche Ziele habe ich schon erreicht?

Option A: Fertige ein Graffiti deiner Fähigkeiten an. Nimm dir Zeit, brainstorme, was du darauf sehen möchtest, welche Farben du verwenden möchtest. Möchtest du Schrift verwenden oder/und ein Bild? Das Graffiti ist nur für dich. Wenn du es am Ende niemanden zeigen möchtest, ist das vollkommen in Ordnung.«

Option B: Überlege dir, was ist dein großes Ziel. Erstelle ein Graffiti.«

AB 5 • J

Sag's Gewaltfrei – #Be strong with words

Wenn wir Worte richtig einsetzen, klar und deutlich ausdrücken, wie es uns geht, können wir es schaffen, Konflikte zu verhindern. Mit Rosenbergs *Gewaltfreier Kommunikation* bekommen wir ein gutes Werkzeug, wie wir das im Alltag gut umsetzen können.

Die folgenden 4 Schritte können uns dabei helfen:

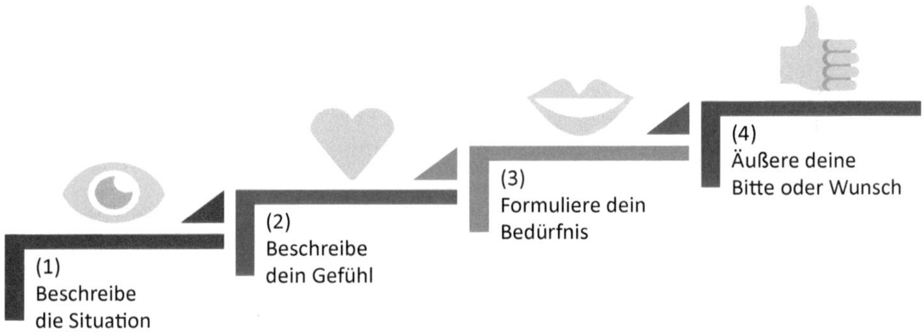

- #1 Achte darauf, Situationen wirklich nur zu beschreiben, ohne zu werten.
- #2 Lass spontane Gedanken, Urteile und Interpretationen zu, beschreibe dann aber dein Gefühl, ohne Schuldzuweisungen und Ursachenvermutung.
- #3 Formuliere klar, was dir wichtig ist.
- #4 Bleib positiv und praxisorientiert bei der Äußerung von deinen Wünschen und Vorschlägen.

Durchführung

Erstelle eine eigene Social Story, in der du den Konflikt zu einem guten Ende bringst. Benutze Ich-Botschaften. Wähle dir mindestens zwei Situationen aus. Male einen Comic oder erstelle ein Storyboard online.

(a) Achmed ist im Zug. Zwei Mädchen stehen so blöd vor der Tür, dass er nicht rausgehen kann.

(b) Carlotta verliert beim Zocken. Ihr Bruder lacht sie aus.

(c) Die Lehrerin ärgert sich, weil Alex die Hausaufgaben vergessen hat.

(d) In der U-Bahn wird Timo kontrolliert. Er hatte vergessen, sich ein Ticket zu kaufen, und ist schwarz gefahren.

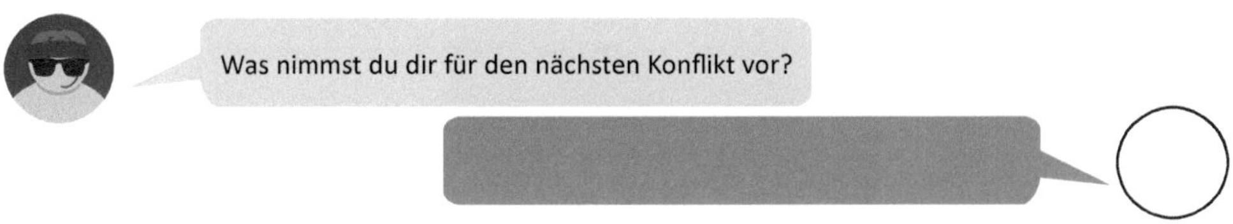

Ich-Botschaften senden

Ich-Botschaften ermöglichen uns, gewaltfrei zu kommunizieren. Indem ich klar und deutlich meine Gefühle oder Bedürfnisse äußere und begründe, kann viel Konfliktpotential aus Situationen genommen werden.

Die vier Teile der Ich-Botschaft sind:
(1) Wenn du …, [*Nennen des Anlasses*]
(2) bin ich …, [*Nennen des Gefühls, des Bedürfnisses*]
(3) weil …, [*Nennen der Begründung*]
(4) und ich möchte … [*Nennen der Erwartung*]

John kommt zu spät zu einem Treffen. Seine Freundin formuliert folgende Ich Botschaft.
(5) Wenn du zu spät kommst,
(6) bin ich traurig,
(7) weil ich denke, dass du mich vergessen hast,
(8) und ich möchte gerne Zeit mit dir verbringen.

Klingt doch deutlich besser als »DU bist zu spät!!!«, oder nicht? 😉

Übung

Formuliere richtige Ich-Botschaften.

Situation #1
Ein Mitschüler/eine Mitschülerin lacht dich aus, als du eine schlechte Arbeit zurückbekommst.

Wenn du … ………………………………………………………………………………,

bin ich … ………………………………………………………………………………,

weil … ………………………………………………………………………………,

und ich möchte … ……………………………………………………………………….

Situation #2
Du stehst in der Schlange an der Bushaltestelle. Als der Bus kommt, schubst dich jemand weg und drängelt sich vor.

Wenn du … ………………………………………………………………………………,

bin ich … ………………………………………………………………………………,

weil … ………………………………………………………………………………,

und ich möchte … ……………………………………………………………………….

Die 4 Seiten einer Message

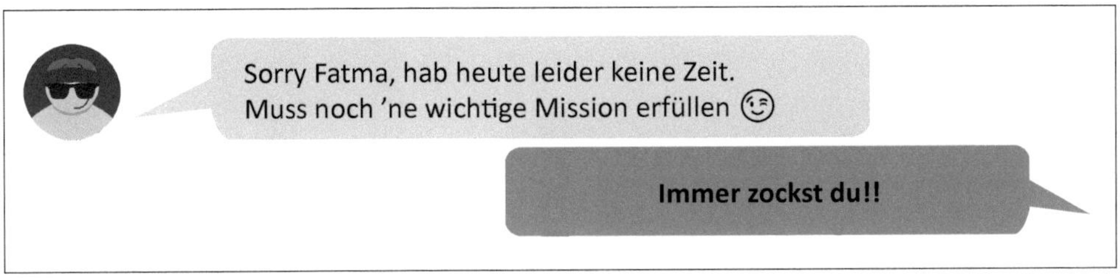

Besonders wenn wir impulsiv, wütend oder laut werden, fällt es uns manchmal schwer, unser Gegenüber richtig zu verstehen. Das 4-Seiten- bzw. 4-Ohren-Modell von Schulz von Thun kann uns helfen, Messages oder Gesagtes richtig zu interpretieren.

Sowohl Sender als auch Empfänger können Nachrichten auf vier verschiedene Weisen senden/meinen oder empfangen/verstehen.

Die 4 Ebenen die hinter Fatmas gesendeter Nachricht stehen könnten

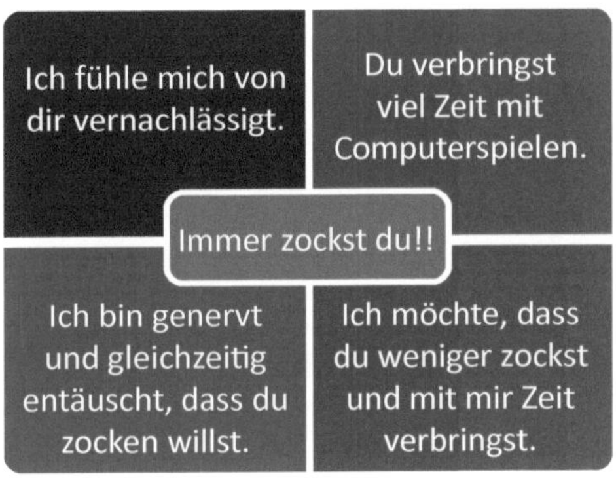

Wie könnte John die Nachricht auf den verschiedenen Ebenen empfangen?

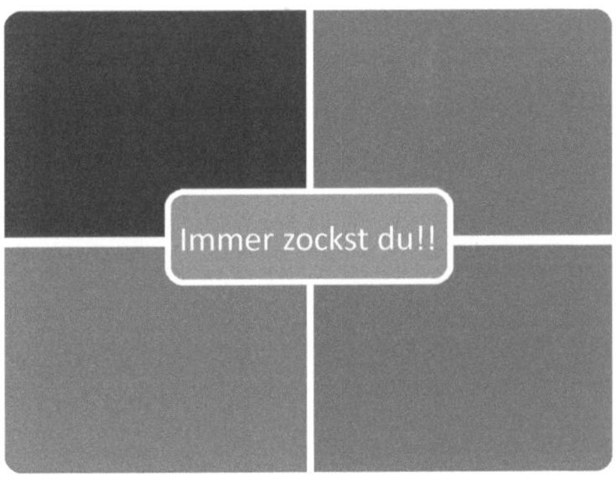

Übung

Suche nach einer Nachricht in deinem Chatverlauf oder denk an eine Situation der letzten Woche. Versuche, die vier Ebenen deiner gewählten Nachricht herauszufinden.

Feel and Surf the Waves

Die Entspannungsgeschichte lädt zum Gefühle-Surfen ein. Die Jugendlichen können so in einem entspannten und geschützten Rahmen Emotionen und ihre damit verbundenen körperlichen Äußerungen wahrnehmen, gegebenenfalls spüren und anschließend reflektieren. Je nach Aufmerksamkeitsspanne der Jugendlichen können beliebig viele »Wellen gesurft« werden und es bietet sich an, die 90-Sekunden-Regel von Taylor (2009) vorzustellen.

Musik zur Entspannungsgeschichte gibt es von Herberrt mit »… geht baden«.

[Einstieg Entspannungsgeschichte]

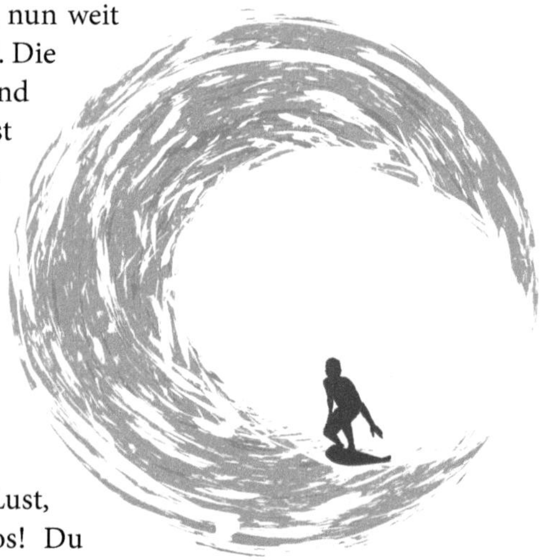

»Du schließt die Augen und träumst dich nun weit weg ans Meer, an einen weißen Sandstrand. Die Sonne scheint dir warm ins Gesicht. Der Sand hat sich aufgewärmt von der Sonne, du liegst da und hörst den Wellen zu. Sie kommen ganz unterschiedlich, manchmal lauter, manchmal leiser, manchmal spritzt das Wasser sogar bis zu deinen Zehenspitzen, manchmal kommen sie ganz schnell und dicht aufeinander, manchmal eher langsam. Dann hört man wieder längere Zeit keine Welle.

Du streckst dich im Sand und bekommst Lust, noch einmal surfen zu gehen. Okay, los! Du klemmst dir dein Surfboard unter den Arm und gehst hinunter zum Wasser, da der trockene Sand an den Füßen ganz heiß ist. Du schaust ins Wasser und bist gespannt, welche Wellen dich heute tragen werden. Leg dich auf deinen Bauch und paddel nun gemütlich nach hinten, in Richtung offenes Meer.

Du spürst, wie die Muskeln in deinem rechten Arm und dann auch in deinem linken Arm immer wärmer werden. Dein Bauch und deine Schultern sind angespannt. Nun bist du hinten und entspannst dich kurz und lässt deine Beine vom Surfbrett baumeln. La pura vida, das pure Leben, denkst du und atmest tief durch. Hinten am Horizont siehst du die erste Welle kommen. Du legst dich wieder auf das Board, drehst es und beginnst zu paddeln, versuchst die Geschwindigkeit der Welle aufzunehmen.«

Welle Freude

»Du paddelst immer stärker, voller Vorfreude auf das Von-der-Welle-getragen-Werden. Sicher stellst du dein linkes Bein hinten hin, dein rechtes Bein nach vorne. Dein Blick geht über die rechte Schulter und du kannst den Strand sehen. Du spürst, wie die Welle dich mitnimmt, es fühlt sich leicht an und eine innere Wärme breitet sich in deinen Armen, Beinen, in deinem Kopf aus. Du beginnst zu lächeln und genießt diesen schönen Moment der Freude. Als die Welle am Strand ankommt, springst du ab und siehst, wie die Welle langsam wieder verschwindet, und bist glücklich über dieses Erlebnis.«

Welle Wut

»Laut kommt die Welle von hinten an, schon am Horizont siehst du, wie mächtig sie ist und welche Energie sie mit sich bringt. Du willst sie nehmen, doch als sie kommt und du versuchst, auf das Board aufzuspringen, wirft sie dich herunter. Du wirst durch das Wasser gewirbelt und ärgerst dich. Du merkst, wie sich deine Fäuste anspannen, das Blut in deinen Kopf steigt, es in deinem Bauch warm wird. Du überlegst, ob du auf dich selbst oder die Welle wütend sein sollst. Doch noch ehe du den Gedanken wirklich zu Ende gedacht hast, geht die Welle der Wut wieder zurück und du bist bereit für die nächste.«

Welle Entspannung

»Gerade gibt es nur kleine Wellen. Du paddelst ein bisschen weiter hinter und legst dich auf den Rücken auf dein Board. Du genießt die Sonnenstrahlen in deinem Gesicht. Du atmest ruhig und hörst, wie dein Herz gleichmäßig schlägt. Du spürst, wie deine Schultern entspannen, deine Arme baumeln ins Wasser und deine Zehenspitzen bekommen auch hin und wieder ein bisschen Wasser ab. Du atmest noch einmal tief durch, setzt dich wieder auf und bist gespannt, was gleich für eine nächste Welle am Horizont kommen wird.«

Welle Überraschung

»Du paddelst wieder nach hinten, es kommen dir kleine Wellen entgegen, die hin und wieder in dein Gesicht spritzen, aber kein Problem, du kann ganz gut nach hinten durchkommen. Plötzlich siehst du eine große Welle kommen. Was nun? So schnell du kannst versuchst du, dein Board zu wenden, dein rechter Arm muss ganz schön Kraft aufwenden. Und dann kommt die perfekte Welle, mit all ihrer Energie reißt sie dich mit. Du spannst den Körper an, drückst dich mit den Armen nach oben und springst sicher auf deine Beine und surfst sie. Fantastisch, damit hatte man echt nicht gerechnet. Überraschungen können manchmal echt super sein, man muss sie nur annehmen können. Nach dieser Welle ist die See wieder flach. Du legst dich mit dem Rücken auf das Board und entspannst dich von Kopf, über Arme, Bauch, Beine bis zu deinen Füßen, mit den Gedanken noch immer in der wunderbaren Überraschungswelle. Surprise, Surprise ☺«

Welle Angst

»Hinter dir siehst du eine Welle, die sich auftürmt und ziemlich sicher wird sie genau da brechen, wo du dich gerade hin paddelst. So sehr du auch paddelst, beängstigt es dich, dass die Welle dich packen wird. Deine Augen werden groß, dein Körper fühlt sich wie erstarrt und kalt an, nur dein Herz klopft ganz schnell. Es fällt dir schwer, in diesem Zustand vorwärts zu paddeln. Jetzt kommt sie, reißt dich mit, du bleibst einfach auf dem Board liegen und du fällst herunter. Noch immer fühlst du, wie die Angst dich beherrscht. Langsam geht die Welle wieder zurück und damit auch das Gefühl der Angst. Du bist erleichtert und entspannst dich.«

Sicherheit

»Du liegst auf deinem Board und wartest auf die nächste Welle. Du siehst schon weit hinten am Horizont, dass eine ankommt. Du bist dir sicher, dass du die Welle nehmen kannst. Solche Wellen hast du schon öfters gesehen, du nimmst sie und es fühlt sich ganz vertraut an. Ein Gefühl von Sicherheit macht sich in dir breit. Du stehst mit den Beinen und Füßen felsenfest auf dem Board. Nichts kann dich davon abhalten, diese Welle zu surfen. Deine Schultern sind entspannt und deine Arme hältst du seitlich in der richtigen Position. Du hast die Welle super gemeistert und kannst erstmal auf deinem Board chillen. Arme baumeln lassen, deine Zehenspitzen und Fingerspitzen im kalten Wasser spüren. Du atmest tief ein und aus und bist vollkommen im Moment. Schön, so ein Gefühl von Sicherheit.«

Stolz

»Plötzlich am Horizont kommt eine große Welle. Erst zweifelst du ein bisschen, ob du sie wirklich nehmen kannst. Du entschließt dich aber letztendlich doch, dein Board zu wenden und zumindest zu versuchen, die Welle zu surfen. Du steuerst schnell mit dem rechten Arm und versuchst, dein Board zu wenden. Du spannst deinen Körper so stark an, wie du kannst, und fängst an, so schnell du kannst zu paddeln. Dein Körper liegt so gerade er kann auf dem Brett, deine Fußspitzen berühren sich. Paddel, paddel, paddel, die Entscheidung ist bereits getroffen, du erwischst die Welle, springst auf dein Board. Die Füße stehen fest und du kannst sogar in der Tube, dem Wellentunnel fahren. Du bist überwältigt und stolz über die Schnelligkeit, die du in dieser Welle aufnehmen kannst. Du hast es geschafft! Du kannst stolz auf dich sein! Ein Gefühl von Stärke, Stolz, Überwältigung von der Schönheit dieser Welle und Entspannung breitet sich in deinem Körper aus und du atmest ein paar Mal tief ein und aus und genießt den Moment.«

»Nimm dir nun noch einmal 90 Sekunden Zeit, um eine Gefühlswelle deiner Wahl zu surfen und entspanne dich.« [*90 Sekunden Ruhe*]

[Rückführung]

Let it roll

Welchen Weg wähle ich? Die Entspannungsgeschichte soll den Jugendlichen verdeutlichen, dass sie Möglichkeiten zum Verdeutlichen der eigenen Handlungsauswahl haben und damit verbundenen Verantwortung für persönliche Entscheidungen und Konsequenzen. Zielfokussierung, Körperwahrnehmung und Muskelentspannung finden ebenfalls ihren Raum in dieser Geschichte.

Im Hintergrund kann ein beruhigender Instrumentalbeat laufen (»... macht Urlaub« by Herberrt).

[Einstieg Entspannungsgeschichte]

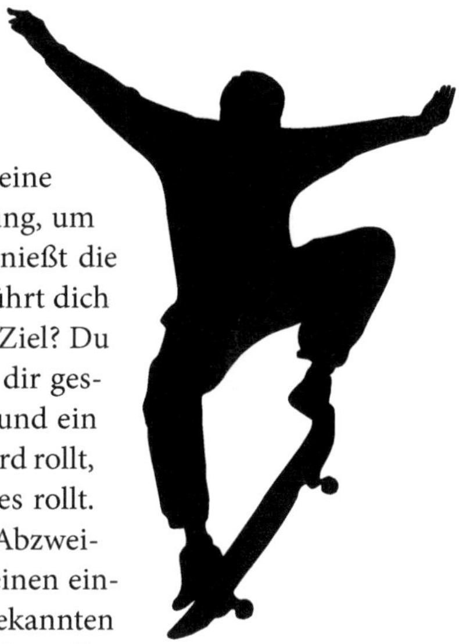

»Du steigst auf dein Longboard, keine Ahnung, wo es heute hingehen soll. Keine Ahnung, wie die Wege sein werden. Du schubst das Board an und springst auf. Heute lässt du es einfach mal rollen.

Die erste Kurve kommt, du lehnst dich nach hinten, deine Füße stehen fest auf dem Board, du behältst die Spannung, um die Kurve rum, stellst dich wieder aufrecht hin und genießt die Sicht. Weite. Weite für dich und deine Gedanken. Wo führt dich deine Reise hin? Wo willst du ankommen? Was ist dein Ziel? Du wagst einen Blick zurück und denkst an die Dinge, die dir gestern passiert sind. Bist dankbar für die schönen Dinge und ein kleines Lächeln huscht dir dabei übers Gesicht. Dein Board rollt, nun ein bisschen langsamer, weil es flacher wird, aber es rollt. Vor dir siehst du eine Kreuzung, es gibt verschiedene Abzweigungen. Welche Abzweigung wirst du wählen? Es gibt einen einfachen Weg, einen, den du sicher kennst, und einen unbekannten Weg, du weißt nicht, was kommen wird. Der Weg steckt voller Überraschungen. Du entscheidest dich für einen der beiden Wege und machst den ersten selbstbewussten Schritt, der erste Schritt ist oftmals der schwierigste oder spannendste. Der Rest wird dann von automatisch laufen. Ein paar Steine liegen auf dem Weg. Dein Board beginnt zu wackeln und du versuchst, die Unebenheiten mit deinem Körperschwerpunkt auszugleichen. Konzentriere dich nun ganz auf die Mitte deines Körpers und atme tief ein und aus und finde dein Gleichgewicht. Atme noch einmal tief ein und aus. Let it roll.

Der nächste Abschnitt ist ein bisschen schwerer, mit aller Kraft schiebst du dich an, pushst so schnell, dass du alle deine Muskeln anspannen musst. Spanne dein rechtes Bein an, spanne dein linkes Bein an und ziehe die Schultern nach hinten. Du hast es geschafft, bist auf dem Berg angekommen und kannst deinen Körper wieder entspannen. Du genießt die Aussicht. Was kannst du sehen?

Nun kommt die Abfahrt, du nimmst Speed auf, du stellst deine Füße dicht hintereinander, gehst in die Knie und beugst dich nach vorn, damit du maximale Geschwindigkeit erreichen kannst. So wie der Wind an dir vorbeizieht, so ziehen auch deine Gedanken an dir vorbei. Dein Kopf ist frei und du bist vollkommen im Moment, genau im Jetzt.

Nun bist du fast am Fuße des Berges angekommen und rollst immer langsamer. Am Ende der Straße stehen Häuser, davor stehen Menschen, die du gernhast. Wer ist es? Sie winken und lächeln dir zu. Manche zeigen dir sogar den Daumen nach oben. Lächelnd fährst du weiter. Die richtige Balance zwischen Lebendigkeit und Ruhe findend versuchst du, im gleichen Rhythmus deines Herzschlags dich anzuschieben und zu rollen. Hör nochmal genau, wie schnell dein Herz schlägt. Du kommst schließlich wieder an einen Abzweig und entscheidest dich für einen Weg. Nimm dir nun Zeit und stell dir vor, wie deine nächste Skate-Etappe verläuft. Wie ist der Weg? Was siehst du? Welche Menschen begegnen dir? *[Ruhephase]*

Am Ziel angekommen, blickst du zurück auf den Weg. Viele Kurven, einige Berge hast du zurückgelegt, manche Etappen waren leicht, manche schwer. Let it roll, denkst du, pushst zweimal mit dem linken Fuß und rollst langsam zurück in die Gegenwart.«

[Rückführung]

Beat der Träume

Diese Entspannungsgeschichte dient dazu, dass die Jugendlichen sich einerseits überlegen, was ihre Träume sind, und andererseits sie zu bestärken, an ihre Träume zu glauben und Ziele positiv zu fokussieren. Weiterhin verdeutlicht die Entspannungsgeschichte das Wahrnehmen und Vorbeiziehen von Gedanken, wie es auch in einigen Meditationen gehandhabt wird.

Im Hintergrund läuft ein ruhiger Instrumentalbeat »Steht im Regen« by Herberrt.

[Einstieg Entspannungsgeschichte]

»Traumblasen bewegen sich am Horizont zum Beat.

Große, kleine, schimmernde, matte. Manche fliegen weiter oben, manche weiter unten. Du schaust ihnen entgegen. Noch scheinen sie weit weg zu sein, manche sind ganz fest und fliegen weit, manche platzen schnell. Je stärker du an sie glaubst, desto fester werden die Seitenwände einzelner Traumblasen, desto einfacher werden sie greifbar und desto weniger schnell zerplatzen sie.

- Wie sehen deine Traumblasen aus, was verbirgt sich darin?
- Was sind deine Ziele?
- Deine Träume?
- Welche Farben und Formen haben die Traumblasen?

Je mehr kleine Schritte du gehst, desto leichter ist der Weg zu deinem Traum. Was wird dein erster Schritt sein?

Manche Gedankenblasen fliegen zwischen den Traumblasen hin und her. In einer siehst du eine schwierige Situation, schubse sie an und lass sie wegfliegen. Eine andere Gedankenblase erinnert dich an einen schönen Moment, den du heute hattest, begib dich nochmal in Gedanken in diesen Moment und lass ihn dann weiterziehen. Da kommt nochmal eine schöne Gedankenblase vorbeigezogen, denke an einen weiteren schönen Moment. Überlege dir, wie du dich in dieser Situation gefühlt hast, was du gedacht hast, und versuche, die Gedankenblase so in Erinnerung zu behalten, dass du sie nicht vergisst, und lass sie weiterfliegen.

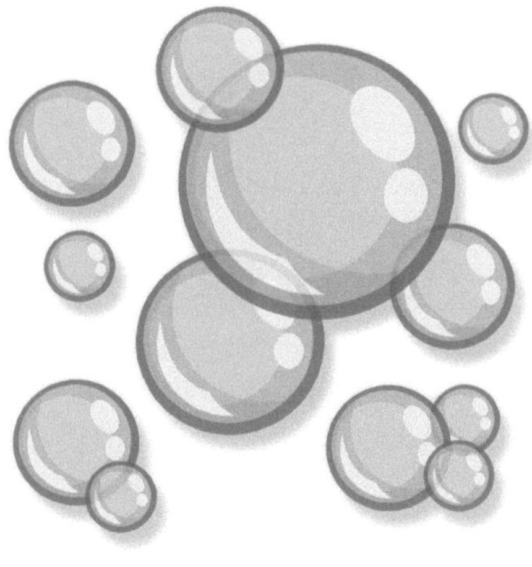

Stell dir nun vor was du gern erreichen willst. Hör darauf, was du wirklich willst. Stell dir dein Ziel vor, glaub an es, träume es und verlier es nicht aus den Augen. Bei allem, was du tust, achte auf deine Mitmenschen, vielleicht können sie dir sogar helfen, das Ziel zu erreichen?

Lass die Traumblasen nun wieder vorbeiziehen. Am Horizont siehst du die vielen Traum, Ziel- und Gedankenblasen zum Rhythmus des Beats tanzen. Genieße noch eine Weile den Anblick und komm langsam zurück in die Gegenwart.«

[Rückführung]

AB 11 • J

Energielevel – #Find the right balance

Stell dir deinen Energiehaushalt (die Kraft die du für Aktivitäten am Tag hast) als eine Batterie vor. Maximal ist sie pro Tag zu 100 Prozent geladen. #100%loaded.

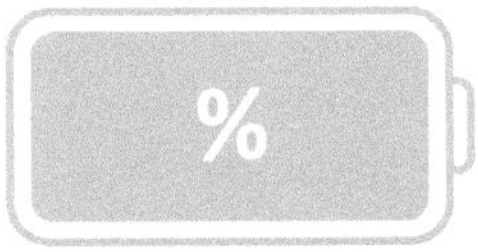

(1) Überlege dir, für was du deine Energie am Tag verwendest. Teile die Batterie in Abschnitte ein und beschrifte sie mit den Aktivitäten und den dazugehörigen (circa) Prozentangaben (z. B. 5 % Schulweg, 10 % Hausaufgaben, 12 % Fußballspielen etc.).

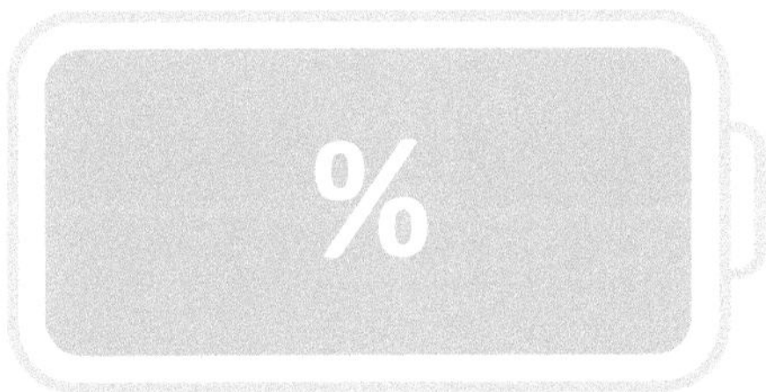

(2) Überlege dir nun, für was du deine Energie gerne verwenden willst und beschrifte die Akkuanzeige.

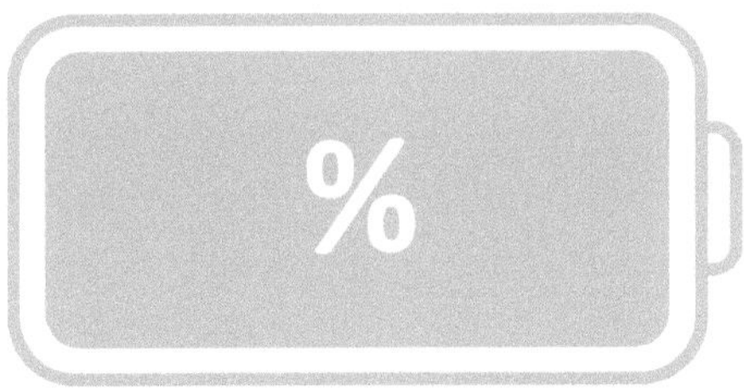

(3) Welche Dinge lassen dich wieder aufladen? Was gibt dir neue Kraft? Notiere.

Beobachtung: Wo und wann kommt es zu Auffälligkeiten in der Impulskontrolle?

Beobachtung bietet ein sehr wichtiges Diagnostikwerkzeug im Bereich der Impulskontrolle. Achten Sie auf Objektivität und nutzen Sie verschiedene Situationen und Zeiten zur Beobachtung.

Zeitraum	**Handlung mit fehlender Impulskontrolle**	**Quantitative Auswertung (Strichliste)**	**Reaktionen der Umwelt**

Explorationsbogen für Eltern oder Sorge- und Fürsorgeberechtigte

An der Elternexploration nehmen teil:

....

(1) Daten zum Jugendlichen/zur Jugendlichen und zum häuslichen Umfeld

- Name des/der Jugendlichen: ....
- Geburtsdatum: ....
- Schulform: ....
- Klasse: ....
- Wer hat das Sorgerecht? ....
- Wohnt das Kind bei den leiblichen Eltern?
  ☐ Ja ☐ Nein
- Berufstätigkeit der Personen, die zurzeit
  mit dem Kind zusammenwohnen: ....
- Welche Personen waren an der Erziehung
  des/der Jugendlichen beteiligt? ....
- Bitte beschreiben Sie die Wohnsituation.

  ....

  ....
- Beschreiben Sie einen gewöhnlichen Tag Ihres Kindes.

  ....

  ....

  ....

  ....

  ....

(2) Ressourcen

- Was kann Ihr Kind besonders gut?

  ....

- Was bereitet Ihrem Kind Freude?

  ....

- Was sind positive Eigenschaften Ihres Kindes?

  ....

(3) Entwicklung/Gesundheit

- Wie ist der Gesundheitszustand Ihres Kindes? Hat Ihr Kind gesundheitliche Beschwerden/Krankheiten?

  ....

- Gab es Besonderheiten in der Schwangerschaft?

  ....

- Gab es Besonderheiten in der frühkindlichen Entwicklung?

  ....

- Wie nahmen Sie die Entwicklung Ihres Kindes wahr? Gibt es andere Besonderheiten (wie z. B. einnässen)?

  ....

(4) Verhaltensanalyse

- Können Sie eine oder mehrere Situationen beschreiben, in denen das Verhalten Ihres Kindes für Sie sehr herausfordernd ist/war?

  ....

  ....

  ....

- In welchen Situationen beobachten Sie das herausfordernde Verhalten (bei bestimmten Personen, in bestimmten Situationen oder zu bestimmten Zeitpunkten)?

  ....

  ....

  ....

- Gibt es Unterschiede im Verhalten in der Schule und in der Freizeit? In der Woche und am Wochenende?

  ....

  ....

  ....

- Wann traten die herausfordernden Verhaltensweisen das erste Mal auf?

  ....

  ....

  ....

- Gab es bestimmte Veränderungen im Leben des/der Jugendlichen, die das Verhalten möglicherweise beeinflusst haben (z. B. Trennung, Krankheit, Geburt von Geschwistern etc.)?

  ....

  ....

  ....

- Wie geht Ihr Kind mit spontanen Änderungen um?

  ....

  ....

  ....

- Wie verhält sich Ihr Kind in Situationen mit vielen Reizen (Lärm, viele Menschen, Enge etc.)?

  ....

  ....

  ....

- Äußert sich Ihr Kind impulsiv? Verliert es manchmal die Kontrolle?
  ☐ Ja ☐ Nein

- Wenn ja, wie zeigt sich ein Impulskontrollverlust?

  ....

  ....

  ....

– Was hilft Ihrem Kind, sich zu beruhigen?

....

....

....

– Inwiefern beeinflussen schwierige Verhaltensweisen den Alltag Ihres Kindes?

....

....

....

– Was, denken Sie, würde Ihrem Kind helfen, sein/ihr Verhalten zu verbessern?

....

....

....

– Wann erleben Sie Ihr Kind zufrieden und glücklich?

....

....

....

(5) Situation in der Schule

- Geht Ihr Kind gern in die Schule?
  ☐ Ja ☐ Nein
- Was sind Gründe dafür?

  ....

  ....
- Sind Sie mit den schulischen Leistungen Ihres Kindes zufrieden? Warum?

  ....

  ....
- Kommt es zu Konflikten in der Schule?
  ☐ Ja ☐ Nein
- Wenn, ja: Was sind Gründe dafür?

  ....

  ....
- Treten bestimmte Verhaltensauffälligkeiten mehr in der Schule oder mehr zu Hause auf? Was könnten Gründe dafür sein?

  ....

  ....
- Ist Ihr Kind leicht abgelenkt? (z. B. bei den Hausaufgaben)

  ....

  ....

(6) Beziehung zu Gleichaltrigen

- Ist Ihr Kind lieber allein oder im Kontakt mit anderen? ....
- Wie oft verbringt Ihr Kind pro Woche Zeit mit Gleichaltrigen? ....
- Wie beliebt ist Ihr Kind bei anderen Jugendlichen? ....
- Wie verhält sich Ihr Kind mit anderen Jugendlichen? Welche Rolle(n) nimmt es Gruppen ein?

  ....

- Bei unangemessenen Verhalten: Können Sie Gründe für dieses Verhalten finden?

  ....

  ....

(7) Freizeit

- Was macht Ihr Kind besonders gern in der Freizeit?

  ....

- Hat Ihr Kind ausreichend Bewegung?
  ☐ Ja ☐ Nein
- Ist es in einem Verein, hat es regelmäßig Training oder Musikunterricht o.Ä.?
  ☐ Ja ☐ Nein
- Wie viel Zeit verbringt Ihr Kind am Computer, mit Videospielen oder vorm Fernseher?

  ....

- Wie kann Ihr Kind am besten entspannen?

  ....

(8) Training

- Was erwarten Sie von dem Training, von der Förderung/Therapie mit dem Jugendlichen?

  ....

  ....

- Um noch effektiver an den Zielen zu arbeiten, ist eine Zusammenarbeit mit dem häuslichen Umfeld sehr fruchtbar und hilfreich. Können Sie sich vorstellen, auch zu Hause an gelernten Methoden und Strategien zu arbeiten und die Zielarbeit mit zu begleiten?

  ....

  ....

- Wie stellen Sie sich die Zusammenarbeit vor?

  ....

  ....

Raum für weitere Fragen und Anmerkungen:

....

....

....

....

....

ControlCards

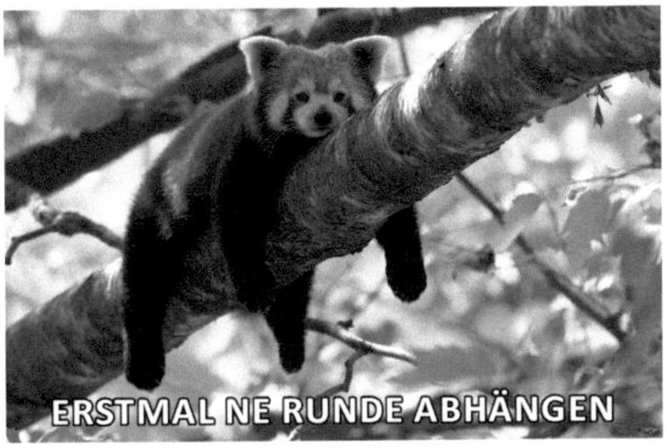
ERSTMAL NE RUNDE ABHÄNGEN

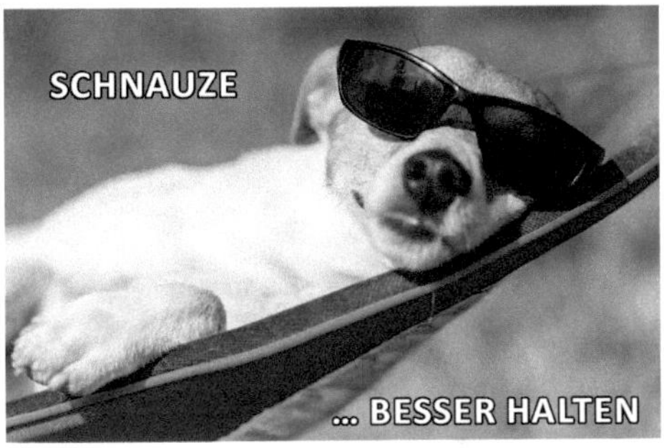
SCHNAUZE
... BESSER HALTEN

You can DAB IT!

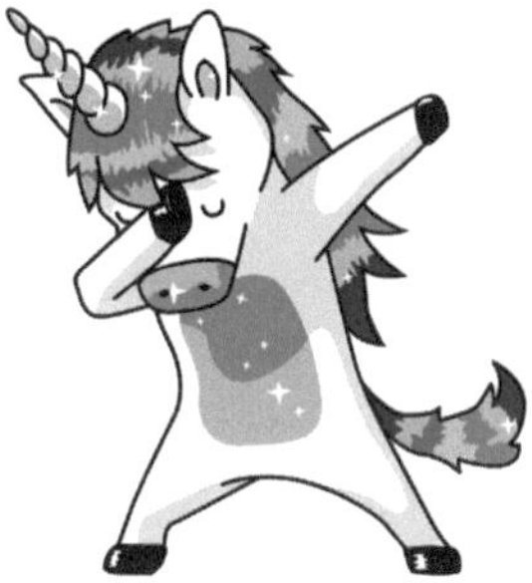

Cool bleiben!

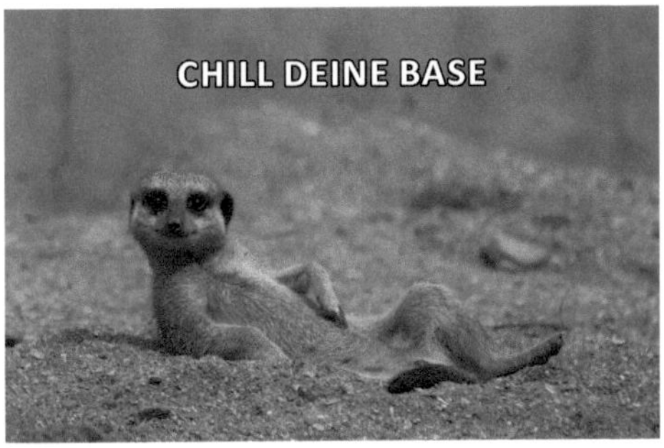
CHILL DEINE BASE

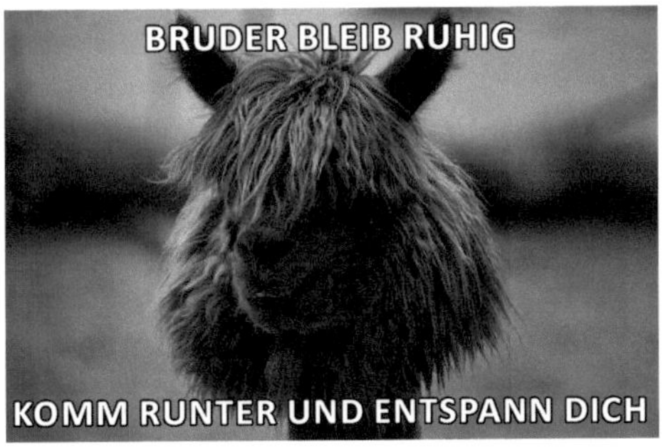
BRUDER BLEIB RUHIG
KOMM RUNTER UND ENTSPANN DICH

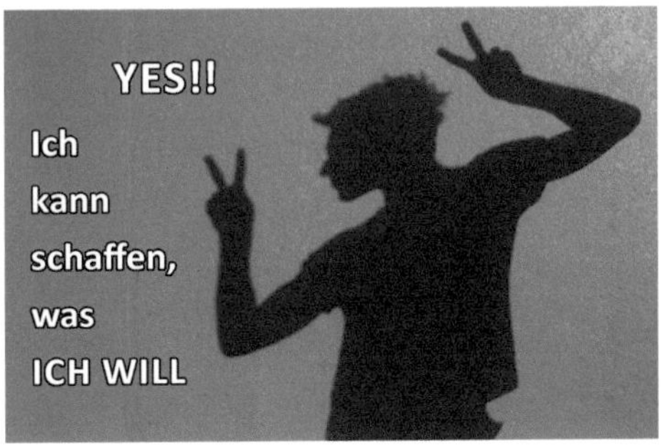
YES!!
Ich
kann
schaffen,
was
ICH WILL

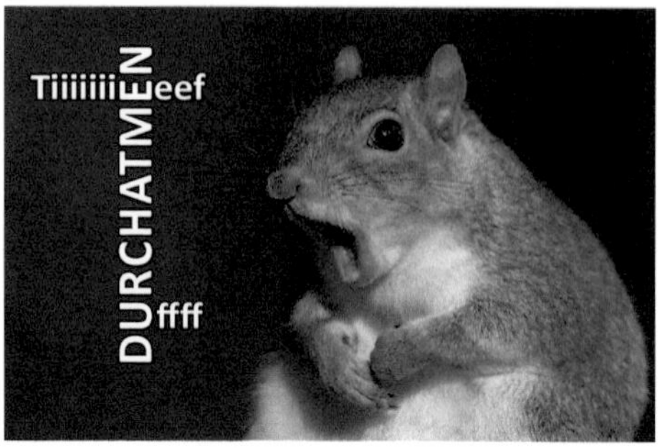
Tiiiiiiieef
DURCHATMEN
ffff

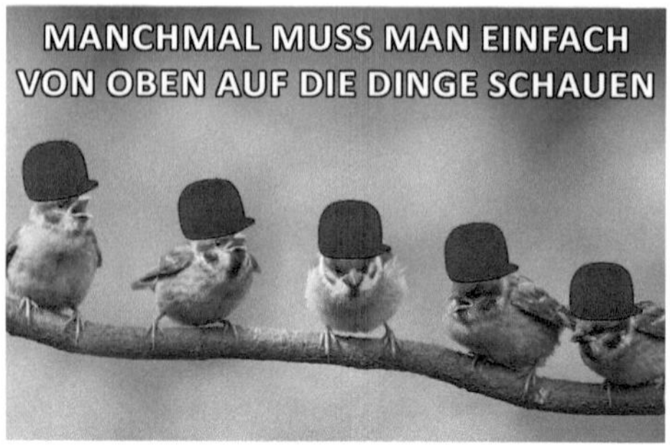
MANCHMAL MUSS MAN EINFACH
VON OBEN AUF DIE DINGE SCHAUEN

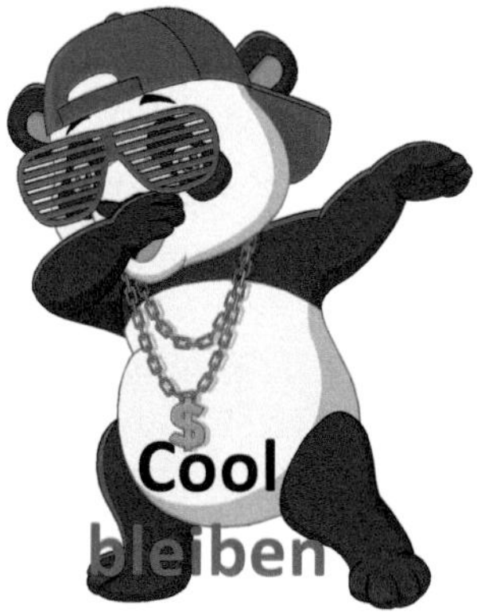
Cool
bleiben

Hier kannst du deine ganz persönliche ControlCard erstellen.

Literatur

Ameri, A. (2001). Neue Nervenzellen in alten Gehirnen. Eine mögliche Rolle bei Reparatur- und Lernprozessen. Extracta Psychiatriaca/Neurologica, 1 (2), 12–16.

American Psychiatric Association (2015). Diagnostische Kriterien DSM-5®. Deutsche Ausgabe von Falkai, P. & Wittchen H.-U. (Hrsg); mitherausgegeben von Döpfner, M., Gaebel, W., Maier, W., Rief, W., Saß, H. & Zaudig M. Göttingen: Hogrefe.

Bandura, A. (1977). Self-efficacy: Toward a Unifying Theory of Behavioral Change. Psychological Review, 84 (2), 191–215.

Bandura, A. (1979). Aggression. Eine sozial-lerntheoretische Analyse. Stuttgart: Klett-Cotta.

Bandura, A. (2003). Self-effiacy: The exercise of control (6th ed.). New York: Freeman.

Baumann, S. (2011). Psyche in Form: Sportpsychologie auf einen Blick. Aachen: Meyer & Meyer.

Baumeister, R.F. (2015). Wo ein Wille ist .... Gehirn und Geist, 11, 19–23.

Baumeister, R. & Tierney, J. (2012). Die Macht der Disziplin. Frankfurt/M.: Campus.

Beck, A.T. (1975). Cognitive Therapy and the Emotional Disorders. New York: International University Press.

Beck, A.T. & Freeman, A. (1993). Kognitive Therapie der Persönlichkeitsstörungen. Weinheim: Beltz.

Berger-Löwenstein, K. (2019). Positives Denken. Hamburg: Independently published.

Bertalanffy, L. v. (1968). General System Theory. New York: Braziller.

Bialystok, J.A. & DePape, A.-M. (2009). Musical expertise, bilingualism and executive functioning. Journal of Experimental Psychology: Human Perception and Performance, 35, 565–574.

Bläsius, J. (2010). 3 Minuten Entspannung (2. Aufl.). München: Don Bosco Medien.

Borling, J. (2011). Music therapy and addiction: Addressing essential components in the recovery process. In A. Meadows (Ed.), Developments in Music Therapy Practice: Case Study Perspectives (pp. 234–249). Barcelona: Gilsum.

Brunsting, M. (2019). Exekutive Funktionen und Lernschwierigkeiten oder: Wo ist hier der Regisseur? In S. Kubesch (Hrsg.), Exekutive Funktionen und Selbstregulation (S. 337356, 2. Aufl.). Bern: Hogrefe.

Blair, C. (2010). Stress and the Development of Self-Regulation in Context. Child Development Perspectives, 4 (3), 181–188.

Buck, S.M., Hillman, C.H. & Castelli, D.M. (2008). The Relation of Aerobic Fitness to Stroop Task Performance in Preadolescent Children. Medicine & Science in Sports & Exercise, 40, 166–172.

Bundesärztekammer (2010). Placebo in der Medizin. Köln: Deutscher Ärzte Verlag.

Chadock-Heymann, L., Erickson, K.I., Voss, M.W., Knecht, A.M., Pontifex, M.B., Castelli, D.M., Hillman, C. & Kramer, A.F. (2013). The Effects of Physical Activity on Functional MRI activation Associated with Cognitive Control in Children: A randomized controlled intervention. Frontiers in Human Neuroscience, 7, 1–13.

Covey, S. (2014). Die 7 Wege zur Effektivität: Prinzipien für persönlichen und beruflichen Erfolg (27. Aufl.). Offenbach: Gabal.

Diamond, A. (2011). Biological and social influences on cognitive control processes dependent on prefrontal cortex. Progress in Brain Research, 189, 319–339.

Döpfner, M. & Petermann, F. (2012). Diagnostik psychischer Störungen im Kindes- und Jugendalter (3. Aufl.). Göttingen: Hogrefe.

Drechsler, R. & Steinhausen, H.C. (2013). BRIEF. Verhaltensinventar zur Beurteilung exekutiver Funktionen. Bern: Huber.

Drucker, P.F. (1977). People and Performance: The Best of Peter Drucker on Management. New York: Harper's College Press.

Duckworth, A.L. & Seligmann, M. (2005). Self-Dicipline Oudtdoes IQ in Predicting Academic Performance of Adolescents. Psychological Science, 16 (12), 939–944.

Durlak, J.A., Fuhrman, T. & Lampman, C. (1991). Effectiveness of cognitive-behavior therapy for maladapting children. A meta-analysis: American Psychological Association, 110 (2), 204–214.

Eckermann, I.M. (2016). Selbstwirksamkeit, Tugend und Reflexion: Antike Glückstheorien und die moderne Forschung. Marburg: Tectum.

Eminem (o. J.). Eminem lists the 17 greatest rappers of all time. www.faroutmagazine.co.uk [03.08.2021]

Eminem (o. J.). Great Eminem Quotes. https://wealthygorilla.com/19-great-eminem-quotes-that-changed-my-life/ [03.08.2021]

Emmrich, A. (2016). Mein Verhalten muss auch in der Niederlage ein positiv konstruktives, ein selbstreguliertes Verhalten sein. In S. Kubesch (Hrsg.), Exekutive Funktionen und Selbstregulation (2. Aufl.) Bern: Hogrefe.

Epiktet (2001). Handbüchlein der Ethik. Stuttgart: Philipp Reclam.

Fabel, K., Wolf, S.A., Ehninger, D., Babu, H., Leal-Galicia, P. & Kempermann, G. (2009). Additive effects of physical exercise and environmental enrichment on adult hippocampal neruogenesis in mice. Frontiers in Neuroscience, 3, 50.

Fisher, R., Ury W. & Patton, B. (1997). Das Harvard-Konzept. Sachgerecht verhandeln – erfolgreich verhandeln (16. Aufl.). Frankfurt/M.: Campus.

Freiberger, D. (2020). Training der Impulskontrolle. Wien: Springer.

Gach, M. & Henning, B. (2005). Akupressur für emotionale Probleme. New York: Goldmann.

Goethe, J.W. (1921). Goethe, der Mann und das Werk, Band 1, 11 (S. 410). Braunschweig: Verlag G. Westermann.

Goodman, R. (1997). A Strength and Difficulties Questionaire. A Research Note. Journal of Child Psychology and Psychiatry, 38, 581–586.

Grandin, T. (2010). The World Needs All Kinds of Minds in TED Talks. [11.04.2010]

Gothe, N., Pontifex, M., Hillman, C. & McAuley, E. (2013). The Acute Effects of Yoga on Executive Function. Journal of Physical Activity and Health, 10, 488–495.

Greene, R.W. (2012). Verloren in der Schule. Wie wir herausfordernden Kindern helfen können. Bern: Hogrefe.

Greif, S. (2008). Coaching und ergebnisorientierte Selbstreflexion: Theorie, Forschung und Praxis des Einzel- und Gruppencoachings. Göttingen: Hogrefe.

Groen, G. & Petermann, F. (2011). Depressive Kinder und Jugendliche. Göttingen: Hogrefe.

Hartke, B. & Vrban, R. (2011). Schwierige Schüler – was kann ich tun? 49 Handlungsmöglichkeiten bei Verhaltensauffälligkeiten (6. Aufl.). Buxtehude: Persen.

Heller, M.S. (2017). Körperpsychotherapie. Gießen: Psychosozial.

Herpertz, S. & Saß, H. (1997). Impulsivität und Impulskontrolle zur psychologischen und psychopathologischen Konzeptionalisierung. Der Nervenarzt, 68 (3), 171–183.

Hesse, H. (1998). Narziß und Goldmund: Erzählung (37. Aufl.). Frankfurt/M.: Suhrkamp.

Hillenbrand, C. (2008). Einführung in die Pädagogik bei Verhaltensstörungen (4. Aufl.). München: Reinhardt.

Hillman, C.H., Pontifex, M.B., Raine, L.B., Castellig, D.M., Hall, E.E. & Kramer, A.F. (2009). The Effect of Acute Treadmill Walking on Cognitive Control and Academic Achievement in Preadolescent Children. Neuroscience, 159, 1044–1054.

Hölling, H., Schlack, R., Petermann, F., Ravens-Sieberer, U. & Mauz, E. (2014). Psychische Auffälligkeiten und psychosoziale Beeinträchtigungen bei Kindern und Jugendlichen im Alter von 3 bis 17 Jahren in Deutschland – Prävalenz und zeitliche Trends zu 2 Erhebungszeitpunkten (2003–2006 und 2009–2012). Bundesgesundheitsblatt – Gesundheitsforschung – Gesundheitsschutz, 57 (7), 807–819.

Hollmann, W., Strüder, H.K. & Tagarakis, C.V.M. (2005). Gehirn und körperliche Aktivität. Sportwissenschaft, 1, 3–14.

Kaufmann, H. (1965). Definitions and methodology in the study of aggression. Psychological Bulletin, 64 (5), 351–364.

Konrad, K., Firk, C. & Uhlhaas, P.J. (2013). Schlusswort zu dem Beitrag Hirnentwicklung in der Adoleszenz: Neurowissenschaftliche

Befunde zum Verständnis dieser Entwicklungsphase. Deutsches Ärzteblatt, 110 (25), 425–431.
Kontra K (2015). Vom Schatten ins Licht: Bleib ruhig. CD: Four Music Production GmbH.
Kontra K (2015). Vom Schatten ins Licht: Aus dem Schatten ins Licht. CD: Four Music Production GmbH.
Kowald, A.-C. & Zajetz, A. (2015). Warum wirkt therapeutisches Klettern? Effekte und Wirkfaktoren. In Kowald, A.-C. & Zajetz, A. (Hrsg.), Therapeutisches Klettern – Anwendungsfelder in Psychotherapie und Pädagogik (S. 51–70). Stuttgart: Schattauer.
Krapp, A. & Seidel, T. (Hrsg.). (2014). Pädagogische Psychologie (6.Aufl.). Weinheim: Beltz.
Kraus, W. (1996). Die Heilkraft des Malens. Einführung in die Kunsttherapie. München: Beck.
Krowatschek, D. & Hengst, U. (2010). Mit dem Zauberteppich unterwegs – Entspannung in Schule, Gruppe und Therapie für Kinder und Jugendliche (3. Aufl.). Dortmund: Borgmann Media.
Kubesch, S. (2013). Förderung exekutiver Funktionen und der Selbstregulation im Sport. PFiFF Lehrwerk. Heidelberg: Verlag Bildung plus.
Kubesch, S. (2019). Exekutive Funktionen und Selbstregulation. Neurowissenschaftliche Grundlagen und Transfer in die Pädagogik (2. Aufl.). Bern: Hogrefe.
Kubesch, S., Walk, L., Spitzer, M., Kammer, T., Lainburg, A., Heim, R. & Hille, K. (2009). A 30-Min. Physical Education Program Improves Students' Executive Attention. Mind, Brain, and Education, 3 (4), 235–242.
Langfeldt, H.-P. (2003). Trainingsprogramme zur schulischen Förderung: Ein Kompendium für die Praxis. Weinheim: Beltz.
Langfeldt, H.-P. & Büttner, G. (Hrsg.). (2009). Trainingsprogramme zur Förderung von Kindern und Jugendlichen. Ein Kompendium für die Praxis (2. Aufl.). Weinheim: Beltz.
Linderkamp, F., Hennig, T. & Schramm, S.A. (2011). ADHS bei Jugendlichen. Das Lerntraining LeJA. Weinheim: Beltz.
Lindgren, A. (2007). Pippi Langstrumpf geht an Bord. Hamburg: Oetinger.
Luckner, J.N & Nadler, R. S. (1997).Processing the experience: Strategies to enhance and generalize learning (2. Aufl.). New York: Kendall/Hunt Publishing Co.
Luhmann, N. (1984). Soziale Systeme. Grundriss einer allgemeinen Theorie (4. Aufl.). Frankfurt/M.: Suhrkamp.
Maddux, J.E. (2000). Self-Efficacy: The Power of Believin you can. In C.R. Synder & S.J. Lopez (Eds.), Handbook of Positive Psychology (pp. 277–287). New York: Oxford University Press.
McLeod, J.D. & Shanahan, M.J. (1993). Poverty, parenting, and child development. American Psychologist, 58, 351–366.
McLoyd, V. (1998). Socioeconomic disadvantage and child development. American Psychologist, 53, 185–204.
Meichenbaum, D. (1979). Application of cognitive-behaviour Modification Procedures to Hyperactive Children. International Journal of Mental Health, 8 (1), 83–93.
Merton, R.K. (1948). The self-fulfilling prophecy. The Antioch Review, 8, 193–210.
Methner, A., Melzer, C. & Popp K. (2013). Kooperative Beratung. Stuttgart: Kohlhammer.
Mildt, C. (2012) Praxis Akupressur. Stuttgart: Sonntag.
Moffit, T.E., Arsenault, L., Belsky, D., Dickson, N., Hancox, R.J., Harrington, H., Houts, R., Poulton, R., Roberts, B.W., Ross, S., Sears, M.R., Thomoson, W.M. & Caspi, A. (2011). A gradient of childhood self-control predicts health, wealth, and public safety. PNAS, 108, 2693–2698.
Murphy, K.M. (2015). Music therapy in addictions treatment. In B.L. Wheeler (Ed.), Music Therapy Handbook (pp. 354–366). New York: The Guildford Press.
Mutzeck, W. (2008). Kooperative Beratung. Grundlagen, Methoden, Training, Effektivität (6. Aufl.). Weinheim: Beltz.
Nummenmaa, L., Glerean, E., Hari, R. & Hietanen, J.K. (2013). Bodily maps of emotions. Proceedings of the National Academy of Sciences, 111 (2), 646–651.
Ott, U. (2013). Yoga für Skeptiker. Ein Neurowissenschaftler erklärt die uralte Weisheitsleere. München: Knaur.

Ovid in Ganzenmüller, C. (1911). Aus Ovids Werkstatt. Philologus.

Petermann, F. & Bochmann, F. (1993). Metaanalyse von Kinderverhaltenstrainings. Eine erste Bilanz. Zeitschrift für klinische Psychologie, 22, 133–152.

Petermann, F.& Petermann, U. (2012). Training mit aggressiven Kindern (13. Aufl.) Weinheim: Beltz.

Petermann, F. & Petermann, U. (2013). LSL – Lehrereinschätzliste für Sozial- und Lernverhalten. Göttingen: Hogrefe.

Petermann, F. & Petermann, U. (2014). SSL – Schülereinschätzliste für Sozial- und Lernverhalten. Göttingen: Hogrefe.

Petermann, F. & Petermann, U. (2017). Training mit Jugendlichen. Aufbau von Arbeits- und Sozialverhalten (10. Aufl.). Göttingen: Hogrefe.

Petermann, F. & Petermann, U. (2019). ADHS-Diagnostikum für Kinder und Jugendliche (ADHS-KJ). Göttingen: Hogrefe.

Petermann, U., Nitkowski, D., Polchow, D., Pätel, J., Roos, S., Kanz, F.J. & Petermann F. (2007). Langfristige Effekte des Trainings mit aggressiven Kindern. Kindheit und Entwicklung, 16, 143–151.

Piaget, J. (1983). Piaget's Theory. In P.H. Mussen & L. Carmichael (Eds.), Handbook of child psychology: Formerly Carmichael›s Manual of child psychology (pp. 103–128). New York: Wiley.

Ratey, J. & Hagerman, E. (2013). Superfaktor Bewegung. Das Beste für Ihr Gehirn. Kirchzarten: VAK.

Reinecker, H. (2005). Grundlagen der Verhaltenstherapie. Weinheim: Beltz.

Rogers, C.R. (2007). Die nicht-direktive Beratung. Frankfurt/M.: Fischer.

Rosenberg, M.B. (2016). Gewaltfreie Kommunikation. Eine Sprache des Lebens (12. Aufl.) Paderborn: Junfermann.

Rosenthal, R. & Jacobson, L.F. (1971). Pygmalion im Unterricht. Weinheim: Beltz.

Rost, D.H. (Hrsg.). (2010). Handwörterbuch Pädagogische Psychologie (4. Aufl.) Weinheim: Beltz.

Schlieske, I. (2004). Japanisches Heilströmen, Altes Volkswissen zur Selbsthilfe. Tutzingen: IO Ritter.

Schulz von Thun, F. (2016). Miteinander reden 1: Störungen und Klärungen. Allgemeine Psychologie der zwischenmenschlichen Kommunikation. (53. Aufl.) Reinbek: Rowohlt.

Seiffge-Krenke, I. (2015). Emerging Adulthood. Forschungsbefunde zu objektiven Markern, Entwicklungsaufgaben und Entwicklungsrisiken. Zeitschrift für Psychiatrie, Psychologie und Psychotherapie, 63 (3), 165–173.

Siegel, D.J. (2010). Die Alchemie der Gefühle. München: Kailash.

Shell Deutschland (Hrsg.). (2015). Jugend 2015. 17. Shell Jugendstudie. Frankfurt/M.: Fischer.

Spitzer, M. (2009). Selbstkontrolle. Nervenheilkunde, 28, 487–490.

Spitzer, M. (2011). Kontrolle üben. Nervenheilkunde, 30, 111–115.

Spitzer, M. (2011b). Geld und Glück, Karies und Kriminalität. Nervenheilkunde, 30, 649–655.

Streber, D. & Haag, L. (2014). Individuelle Förderung. Eine Einführung in Theorie und Praxis. Weinheim: Beltz

Tausch, R. (2007). Lernförderliches Lernverhalten. Zwischenmenschliche Haltung beeinflussen das fachliche und persönliche Lernen der Schüler, In W. Mutzeck & K. Popp (Hrsg.), Professionalisierung von Sonderpädagogen. Standards, Kompetenzen und Methoden (S. 14–29). Weinheim: Beltz.

Tausch, R. & Tausch, A.M. (1990). Gesprächspsychotherapie. Hilfreiche Gruppen- und Einzelgespräche in Psychotherapie und alltäglichem Leben (9. Aufl.). Göttingen: Hogrefe.

Taylor, J.B. (2009). My Stroke of Insight: A Brain Scientist's Personal Journey. London: Hodder & Stoughton.

Thimme, T. (2016). Therapeutisches Klettern in der Kinder- und Jugendpsychiatrie. In Deimel, H. & Thimme, T. (Hrsg.), Bewegungs- und Sporttherapie bei psychischen Erkrankungen des Kindes- und Jugendalters (S. 236–256). Sankt Augustin: Academia.

Weiser, R. & Dunemann, A. (2014). Yoga in der Traumatherapie. Stuttgart: Klett-Cotta.

Weiss, M., Runkel, D. & Lösel, F. (2009). Störung des Sozialverhaltens und Delinquenz im Kindes- und Jugendalter. In G. Meinlschmidt, S. Schneider & J. Margraf, (Hrsg.), Lehrbuch der Verhaltenstherapie (S. 617–635, 3. Aufl.). Heidelberg: Springer.

WHO (2015). Internationale Klassifikation psychischer Störungen – ICD-10 Kapitel V. Herausgegeben von H. Dilling, W. Mombour & M.H. Schmidt. Göttingen: Hogrefe.

Zelazo, P.D. & Lyon, K.E. (2012). The Potential Benefits of Mindfulness Training in Early Childhood: A Developmental Social Cognitive Neuroscience Perspective, 6 (2), 154–160.

Zuk, J., Benjamin, C., Kenyon, A. & Gaab, N. (2014). Behavioral and neural correlates of executive functioning in musicians and non-musician. PLoS ONE, 9 (6), e99868.

Sonstige Quellen

Beats für die Entspannungsgeschichten: Herberrt (Nicholas Regel und Moritz Pfeifer), https://herberrt.bandcamp.com/album/mayfly [03.12.2021].

Titelsong VollControl Rap (2018). Dobble You G Feat Nico (Inga, Ruben Heimbold, Philipp Kurowski aka slimfitPhilipp, Nico Regel, Anna Mehlhorn) https://soundcloud.com/user-295005048/1-vollcontrolrap/s-ryb0z [09.08.2021].

Mach dir deinen eigenen Rap. (2018). Dobble You G Feat Nico (Inga, Ruben Heimbold, Philipp Kurowski aka slimfitPhilipp, Nico Regel, Anna Mehlhorn) https://soundcloud.com/user-295005048/2-mach-deinen-eigenen-rap-vollcontrol/s-mEuKJ [09.08.2021].

Control-IT Webseite (2021). www.control-it-reflexion.de erstellt von Nico Inhoffen in Zusammenarbeit mit Anna Mehlhorn [09.08.2021].

Bildnachweis

Arbeitsheft: Fanny Reuther, unter Verwendung von
© GettyImages: lefym Turkin, flower_travelin_man, Dgwildlife, Nastazia, PeskyMonkey
Alle anderen Fotos: © GettyImages

S. 161: Evgenii_Bobrow, S. 170: kycstudio; S. 173: Viktoriia Ponomarenko; S. 175: JakeOlimb
ControlCards: Smitt, Gemredding, Nataba, Dgwildlife, Przemysław Iciak, Freder, Nastazia, PeskyMonkey

Sachwortverzeichnis